GABRIELA SCHWARZ

Arthrose natürlich behandeln

Heilmittel, die für Linderung sorgen
Die Behandlung effektiv unterstützen

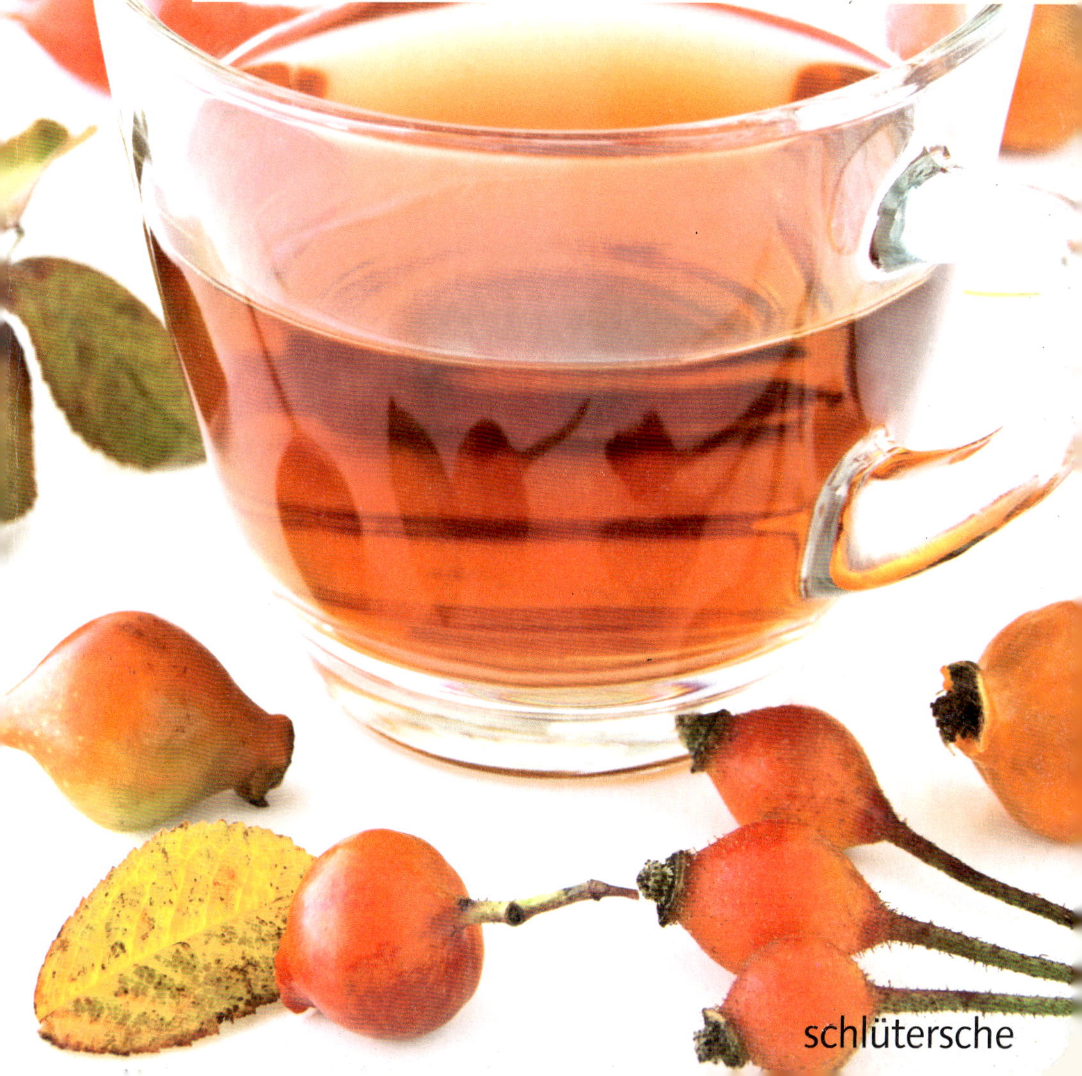

schlütersche

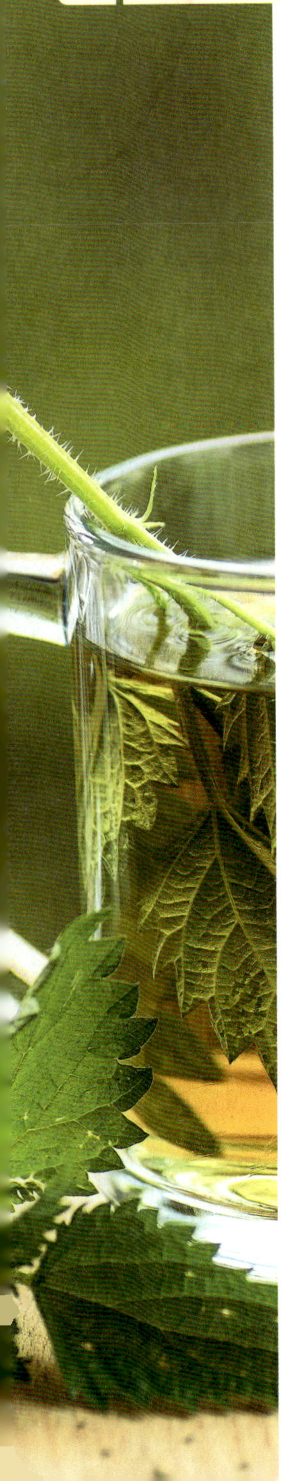

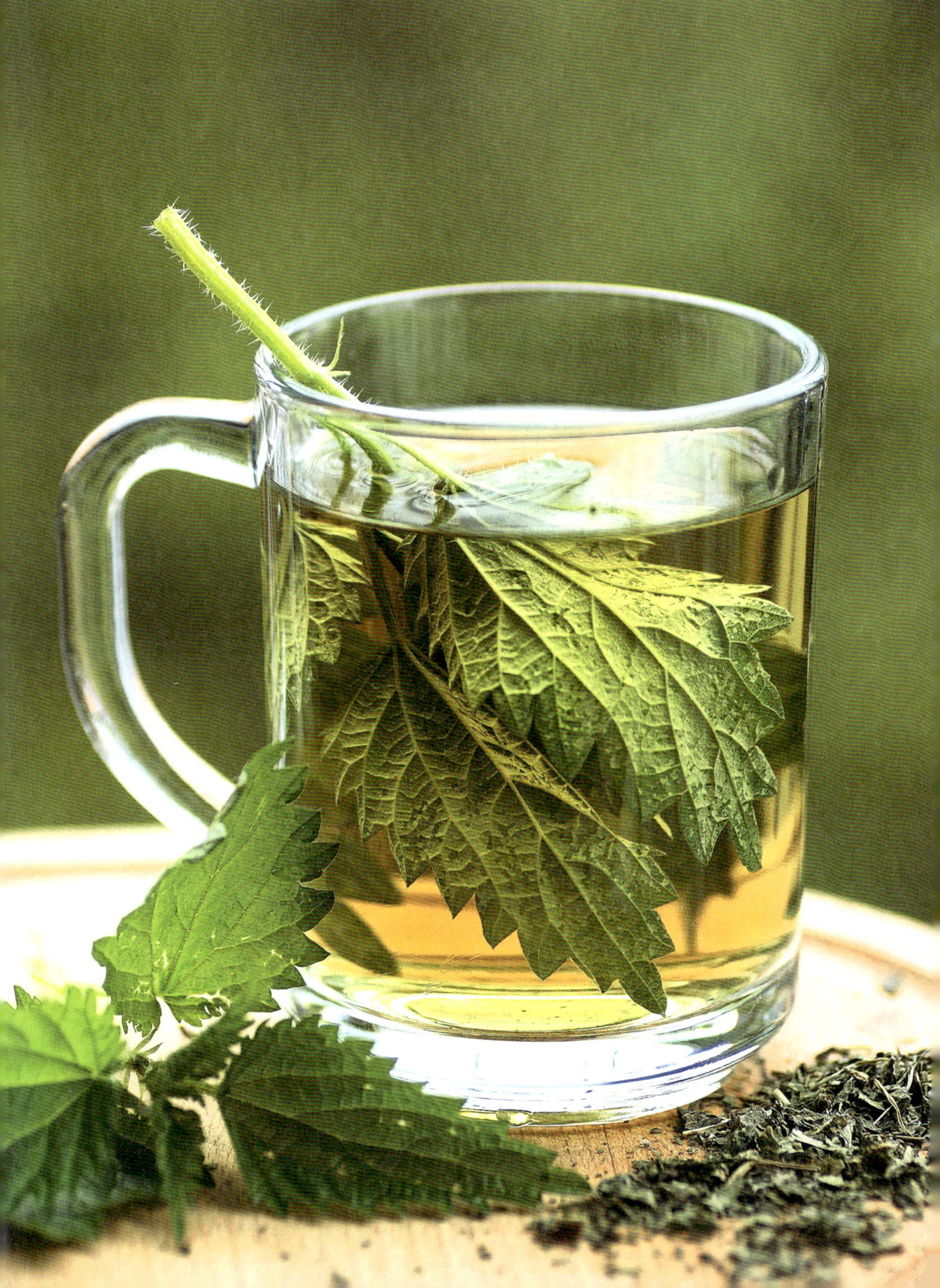

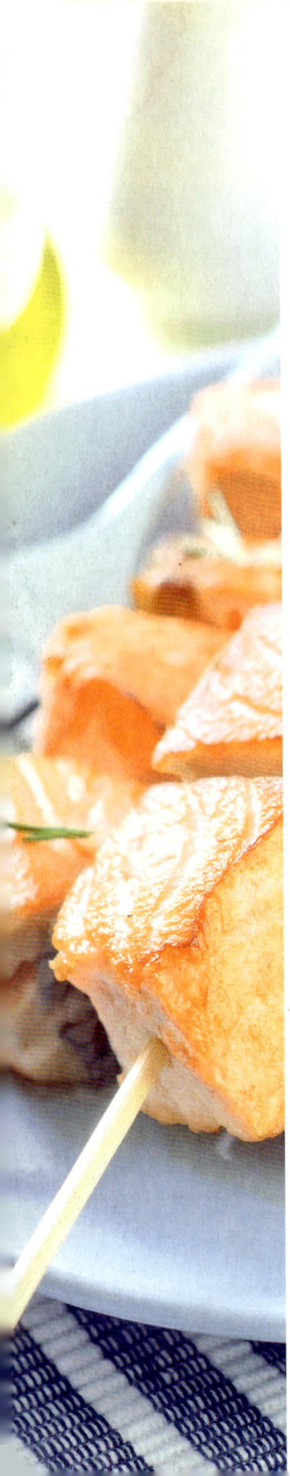

Liebe Leserin, lieber Leser,

Sie halten einen Gesundheitsratgeber der Schlüterschen Verlagsgesellschaft in den Händen, ein Buch, das Ihnen zeigen wird, dass es viele Möglichkeiten gibt, den Verlauf einer Arthrose selbst und nebenwirkungsfrei zu verlangsamen.

Mehr als hundert verschiedene Naturheilverfahren werden heute im deutschen Sprachraum angewendet. Immer häufiger wird dabei die klassische Schulmedizin mit den positiven Eigenschaften der Naturheilkunde kombiniert. Hier setzt die Reihe „Natürlich behandeln" der Schlüterschen Verlagsgesellschaft an, deren Autoren es sich zur Aufgabe gemacht haben, alle aktuellen und bewährten Maßnahmen fachkundig zu recherchieren, kritisch zu prüfen und dann leicht verständlich zusammenzustellen. Dabei verzichten wir auf eindrucksvolle oder exotische Verfahren und bevorzugen dafür nachgewiesene Methoden wie Pflanzentherapie, adäquate körperliche Bewegung, Ernährungsänderungen oder Entspannungsübungen. Mit diesem vernunftbetonten Ansatz heben sich unsere Ratgeber von vielen Titeln ab und unterstützen Sie dabei, den Krankheitsverlauf positiv zu beeinflussen.

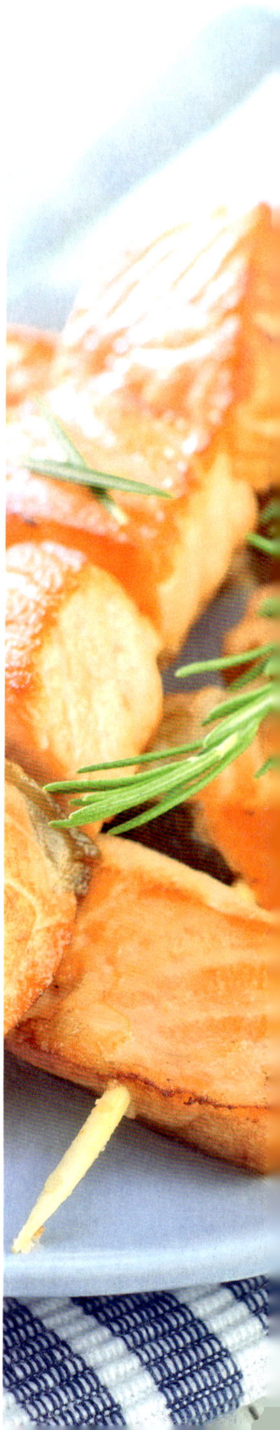

Dafür stehen wir:

- Wir sind Ihr Ratgeberspezialist für Ernährung und Gesundheit.
- Unsere Autoren sind Experten auf ihrem Gebiet, was eine hohe inhaltliche Qualität der Titel sicherstellt.
- Ratgeber werden für medizinische Laien wie Sie geschrieben, nicht für Fachleute. Bei unseren Ratgebern achten wir folglich auf eine leichte Verständlichkeit und sind konsequent problemlösungsorientiert.

Falls Sie Anmerkungen zu diesem Buch haben, sei es, dass Sie Lob oder konstruktive Kritik loswerden möchten, oder wenn Sie eine Unstimmigkeit entdeckt haben sollten, so freue ich mich, wenn Sie mir schreiben.

Ihre
Katja-Maria Koschate
koschate@schluetersche.de

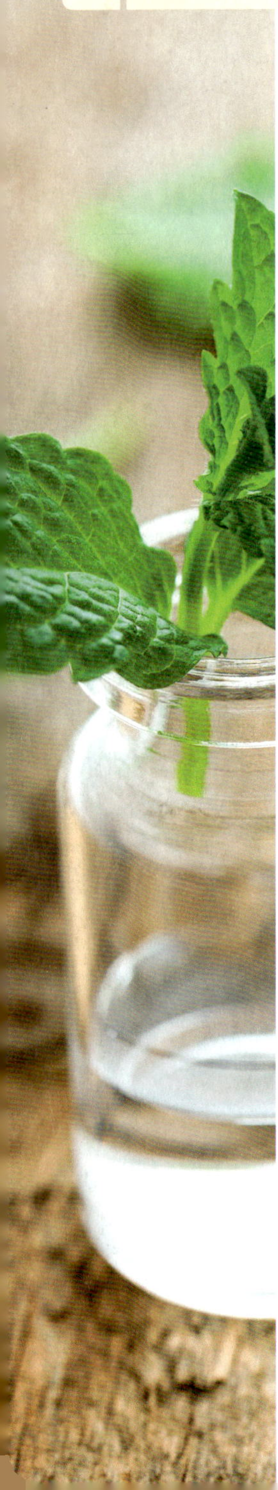

VORWORT

Liebe Leserin, lieber Leser,

wir werden immer älter. Dies verdanken wir vor allem einer verbesserten medizinischen Versorgung und dem medizinischen Fortschritt. Leider bedeutet das auch, dass sogenannte Erkrankungen des Alters heute häufiger auftreten bzw. häufiger diagnostiziert werden als noch vor einigen Jahren. Zu diesen Erkrankungen gehört der Gelenkverschleiß, von Medizinern als Arthrose bezeichnet. Aber auch jüngere Menschen leiden heutzutage bereits an morgendlicher Gelenksteife sowie Knacken, Knirschen und mehr oder weniger stark ausgeprägten Schmerzen in den Gelenken – meist in Knien, Hüfte, Schultern und Rücken. Nicht wenige von ihnen müssen deswegen einen Arzt aufsuchen. Dies ist eine Folge unserer ungesunden Lebensweise – zu wenig Bewegung, zu üppiges Essen.

„Auch junge Menschen haben Probleme mit den Gelenken."

Unsere Gelenke sind äußerst empfindliche Strukturen, aber wir verlangen von ihnen während unseres gesamten Lebens Höchstleistungen. So macht der Mensch rund 8000 bis 10.000 Schritte pro Tag. Mit dabei sind bei jedem Schritt Sprung-, Knie- und Hüftgelenke. Und auch unsere Arme und damit Hand-, Ellenbogen- und Schultergelenke werden tagtäglich mehrere tausendmal beansprucht. Bei Sportlern liegen die Zahlen noch deutlich höher. Früher oder später verspürt nahezu jeder Mensch die Folgen dieser stetigen Dauerbelastung – den schmerzhaften Gelenkverschleiß, die Arthrose.

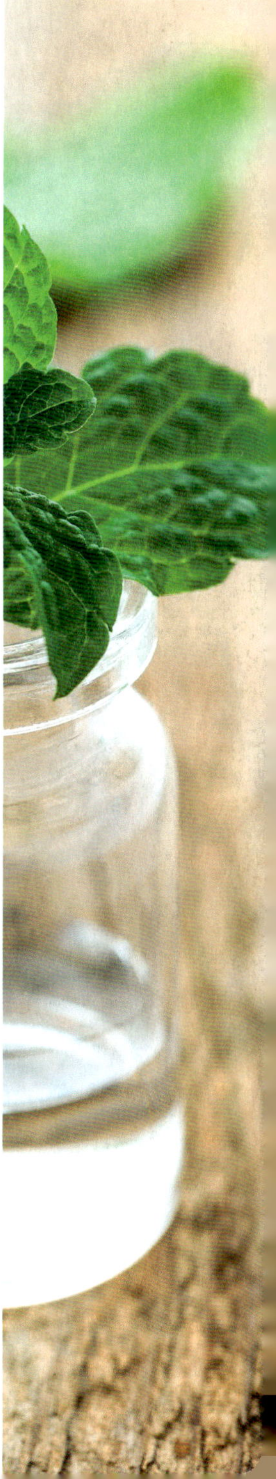

Die im Rahmen einer Arthrose auftretenden Beschwerden und Schmerzen können in jedem Stadium der Erkrankung durch Naturheilverfahren gelindert werden. Auch wenn eine Heilung noch in weiter Ferne steht, kann das Fortschreiten der Erkrankung verlangsamt werden, wenn sie frühzeitig angegangen wird. Und vor allem im frühen Erkrankungsstadium werden mit naturheilkundlichen Methoden große Erfolge erzielt.

„Sie können dazu beitragen, das Fortschreiten Ihrer Erkrankung zu verlangsamen!"

Wie sich der Entwicklung einer Arthrose durch einen gesunden Lebensstil vorbeugen lässt und welchen Einfluss dieser Faktor auf eine bereits begonnene Arthrose hat, erfahren Sie in diesem Buch. Denn wie bei fast keiner anderen Erkrankung bestimmen Sie selbst, wie gut Sie mit den krankheitsbedingten Einschränkungen Ihr Leben meistern. Wir möchten Ihnen dabei unsere Unterstützung anbieten und Ihnen Mut zusprechen. Leben Sie ein schönes und erfülltes Leben trotz Arthrose – mit einer erfolgreichen naturheilkundlichen Therapie!

Ihre
Gabriela Schwarz

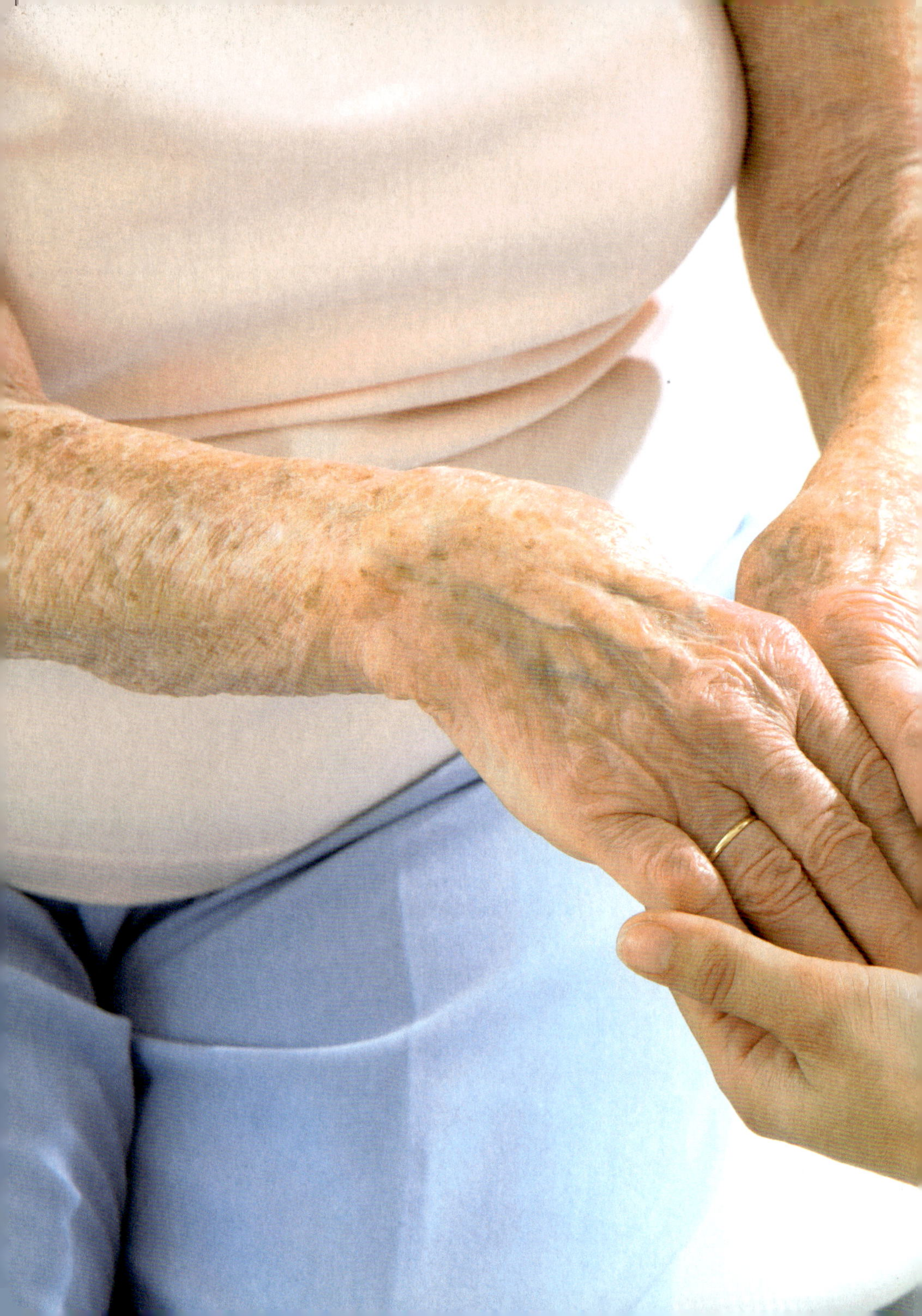

ARTHROSE – WAS SIE WISSEN SOLLTEN

Unsere Gelenke sind täglich im Einsatz. Wir brauchen sie und möchten, dass sie lange gesund bleiben. In diesem Kapitel zeigen wir Ihnen, wie unsere Gelenke überhaupt funktionieren, was sie benötigen, um intakt zu bleiben, was passiert, wenn dennoch eine Arthrose eintritt, und welche Formen der Arthrose es gibt.

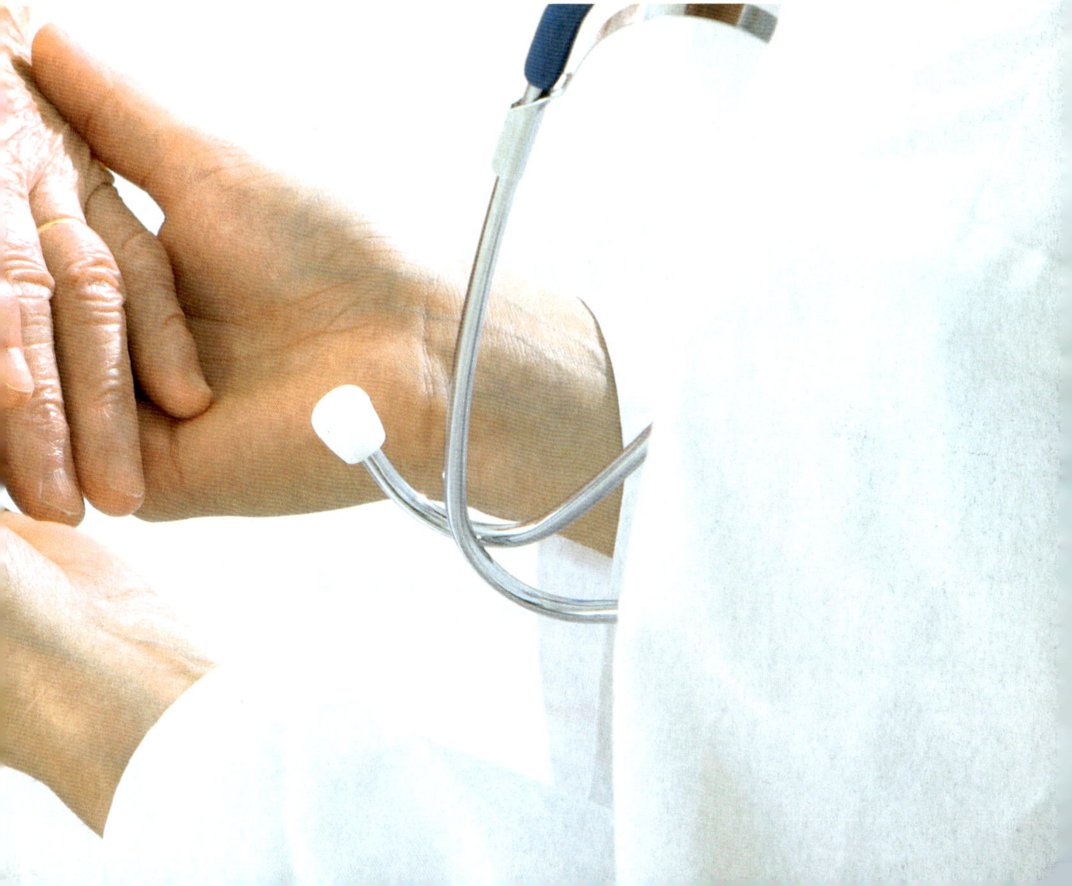

Unsere Gelenke

> !
>
> Gelenke sind die beweglichen Verbindungsstücke zwischen den Knochenenden.

Jeden Tag bewegen wir uns, wir drehen unsere Gelenke, strecken und beugen sie – wir belasten sie täglich unzählige Male. Dabei vergessen wir ganz, welch schwere Arbeit diese Gelenke, also die beweglichen Verbindungsstücke zwischen den Knochenenden, dabei für uns leisten.

> !
>
> Gelenke haben drei Aufgaben: Harte Bewegungen abfedern, Halt geben und Bewegungen ermöglichen.

Im Wesentlichen haben unsere Gelenke drei Aufgaben:

1. Sie federn harte Bewegungen ab, und zwar mithilfe des Gelenkknorpels. Dieser Stoßdämpfer, ein glatter, elastischer Überzug, schützt das Gelenk und garantiert so einen reibungslosen und perfekten Bewegungsablauf.
2. Sie geben Halt. Denn spezielle Strukturen im Gelenk – Teile der Gelenkkapsel und die Gelenkbänder – erlauben bestimmte Bewegungen, andere dagegen verhindern sie. So sind falsche Bewegungen unter normalen Umständen unmöglich.
3. Sie ermöglichen Bewegung. Dafür verantwortlich ist ein von der inneren Gelenkschleimhaut gebildeter Flüssigkeitsfilm, die Gelenkschmiere.

Das gesunde Gelenk

Jedes Gelenk besteht aus einem Gelenkkopf und einer Gelenkpfanne. Beide passen ineinander wie der Schlüssel in das Schloss. Manche Gelenke wie das Kniegelenk verfügen zusätzlich über eine Gelenkzwischenscheibe, den Meniskus. Die Stabilität der Gelenke wird durch Bänder, Sehnen und Muskeln gewährleistet. Jedes Gelenk ist von einer Kapsel umgeben, die das Gelenk vor falschen Bewegungen schützt und an der die Bänder befestigt sind.

Einen wichtigen Teil des Gelenks bildet die Knorpelschicht, mit der Gelenkkopf und -pfanne ausgekleidet sind. Die Dicke dieser Schicht variiert abhängig von der Gelenkgröße und der Belastungsstärke zwischen 0,5 und 5 mm und besteht aus einem besonderen Gewebe mit fester, glatter und elastischer Struktur. Diese beruht auf der enormen Wasserbindungskapazität der Knorpelschicht. Als Puffer ermöglicht sie eine schmerzfreie und reibungsarme Beweglichkeit der Gelenke und federt die bei jeder Bewegung auftretende Belastung ab.

Die Knorpelschicht kann sich nicht selbst ernähren, da sie weder von Gefäßen noch von Nerven durchzogen ist. Für die Gleitfähigkeit des Knorpels sorgt die Gelenkflüssigkeit, auch Synovialflüssigkeit genannt, die den Knorpel überall beschichtet. Sie ist es auch, die dem Gelenkknorpel alle benötigten Nährstoffe liefert und die anfallenden Abfallprodukte abtransportiert. Gebildet wird diese Gelenkflüssigkeit bei der Bewegung des Gelenks, was bedeutet: Ohne regelmäßige Bewegung gibt es keinen Nachschub.

!

Ohne regelmäßige Bewegung keine Bildung von Gelenkflüssigkeit.

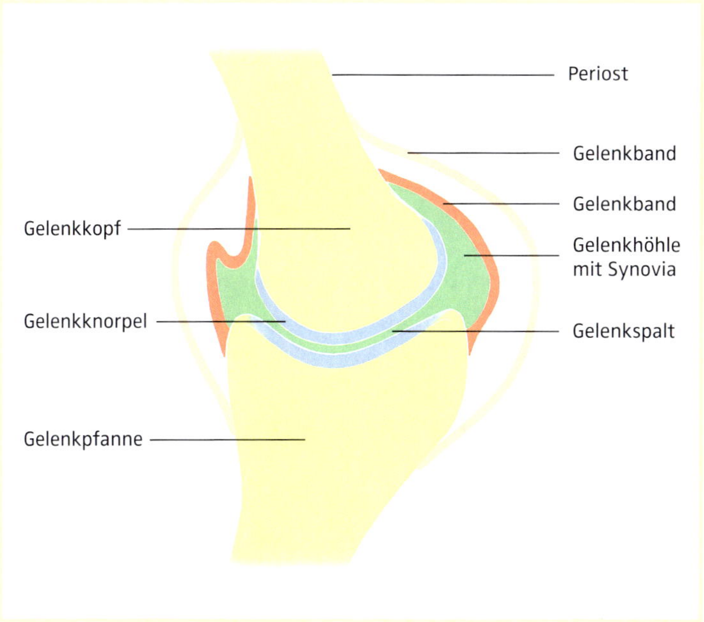

Aufbau eines Gelenks

Der Gelenkverschleiß

Rund sechs Millionen vorrangig ältere Menschen in Deutschland klagen über andauernde Gelenkschmerzen und dadurch beeinträchtigte Beweglichkeit. Weitere 15 Millionen Menschen berichten über zumindest zeitweise auftretende Beschwerden. Bereits mit 40 Jahren zeigen sich bei jedem Zweiten Abnutzungserscheinungen der Gelenkknorpel. Nach Hochrechnungen des Bundesgesundheitsministeriums liegt in Deutschland sogar bei ungefähr 35 Millionen Menschen potenziell eine Arthrose vor. Aufgrund dieser hohen Zahl gilt die Arthrose heute als „Volkskrankheit". Häufig sind nicht nur ein, sondern mehrere Gelenke von der Arthrose betroffen. Frauen erkranken häufiger an Arthrose als Männer.

Was ist eine Arthrose genau?

Eine Arthrose bezeichnet den – stets weiter fortschreitenden – Verschleiß der Gelenke. Sie beginnt mit einem schleichenden und manchmal auch sehr schmerzhaften Abbau des Gelenkknorpels. Danach finden im angrenzenden Knochen Umbauprozesse statt, bei denen die Gelenkfläche nach und nach zerstört wird. In fortgeschrittenen Stadien treten Veränderungen auch im Bereich des gelenknahen Knochens, der Gelenkschleimhaut, der Gelenkkapsel sowie der gelenkumspannenden Muskulatur auf. Schließlich kann die Arthrose in der Zerstörung des gesamten Gelenkapparates sowie damit verbundenen extrem starken Schmerzen und Gelenkunbeweglichkeit enden.

Bei einer Arthrose handelt es sich um eine schwere und ernsthafte Erkrankung, vor allem wenn sie bereits fortgeschritten ist. Sie kann zumindest nach heutigen Erkenntnissen nicht geheilt, sondern nur das Fortschreiten zumindest über einen gewissen Zeitraum aufgehalten werden.

Zahlen und Fakten rund um die Arthrose

Hier einige Zahlen und Fakten rund um die Arthrose:

- Jährlich werden in Deutschland etwa 100.000 künstliche Hüftgelenke und 40.000 künstliche Kniegelenke eingesetzt.
- Jährlich verursacht die Arthrose in Deutschland Kosten im Gesundheitssystem von etwa zehn Milliarden Euro.
- Jährlich gibt es in Deutschland etwa 40 Millionen Arztkonsultationen aufgrund einer Arthrose.
- Jährlich kommt es in Deutschland zu etwa 50 Millionen Fehltagen aufgrund arthrosebedingter Arbeitsunfähigkeit.
- 40 Prozent aller Rehamaßnahmen und 25 Prozent aller vorzeitigen Berentungen gehen auf das Konto der Arthrose.
- Sieben Millionen Deutsche leiden unter einer klinisch nachgewiesenen Arthrose.
- 40 Millionen Deutsche haben bereits nachweisbare arthrotische Gelenkveränderungen.

!

Frauen erkranken häufiger an Arthrose als Männer.

Wie verläuft eine Arthrose?

Am häufigsten entsteht eine Arthrose aufgrund des natürlichen Verschleißes des Gelenkknorpels mit dem Alter. Gefördert wird der Gelenkverschleiß durch Übergewicht und Fehlhaltungen wie X- oder O-Beine. Auch Unfälle in der Vergangenheit gelten als Risikofaktor. So zeigen Statistiken, dass bei rund einem Drittel aller Patienten die Arthrose als Spätfolge eines Unfalls auftritt, beispielsweise von Meniskus- und Kreuzbandverletzungen des Knies. Auch Knochenbrüche, bei denen die Gelenkflächen beteiligt waren, sowie Entzündungen im Gelenk, z. B. verursacht durch Bakterien, die etwa im Rahmen einer Gelenkspiegelung in das Gelenk eingedrungen sind, stellen ein erhöhtes Arthrose-Risiko dar. Wenn Sie in der Vergangenheit Gelenkverletzungen hatten, sollten Sie diese Gelenke vor Über- und Fehlbelastungen

!

Bei zurückliegenden Verletzungen sollten Sie diese Gelenke vor Über- und Fehlbelastungen schützen.

schützen. Doch gleich welche Ursache vorliegt – es kann nicht vorausgesagt werden, ob überhaupt eine Arthrose auftritt und wenn, wann dies sein wird.

Ursachen und Risikofaktoren für Arthrose

Eine der in unserer technisierten Welt sehr häufig verzeichneten Ursachen bzw. Risikofaktoren für die Entwicklung einer Arthrose ist mangelnde Bewegung. Wir fahren mit öffentlichen Verkehrsmitteln oder dem Auto ins Büro, dort sitzen wir den ganzen Tag am Schreibtisch, um dann wieder nach Hause vor den Fernseher zu fahren, wo wir den Rest des Abends wiederum sitzend verbringen, um dann endlich ins Bett zu gehen. Viel zu selten gehen wir spazieren, wandern wir oder treiben wir Sport. Doch ohne Bewegung geht die Produktion der für das Gelenk notwendigen Gelenkflüssigkeit erheblich zurück, sodass der Gelenkknorpel nicht mehr ausreichend die notwendigen Nährstoffe erhält.

Eine Gelenkentzündung wird als Arthritis bezeichnet; Arthrose ist der Verschleiß der Gelenke.

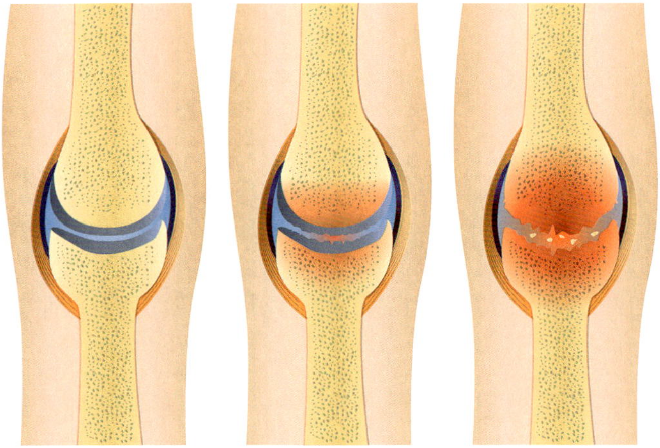

Gesundes Gelenk | Arthritis | Arthrose

Doch auch eine Überbeanspruchung der Gelenke, beispielsweise im Beruf oder bei Extremsportlern, kann die Entwicklung einer Arthrose fördern und beschleunigen. Ein Beispiel hierfür sind Fliesenleger, bei denen nach Statistiken der Krankenkassen wegen der hauptsächlich knienden Tätigkeit deutlich mehr Kniearthrosen diagnostiziert werden als in anderen Berufsgruppen.

!

Die Häufigkeit der Arthrose nimmt mit steigendem Alter zu.

Hier finden Sie die Ursachen und Risiken für Arthrose auf einen Blick zusammengefasst:

- Alter
- angeborene Fehlstellungen wie X- oder O-Beine
- ständige Überbelastung bzw. einseitige Belastung beim Sport oder im Beruf
- Bewegungsmangel

Anfangs verläuft die Arthrose oft unbemerkt, die Gelenke sind noch voll belastbar.

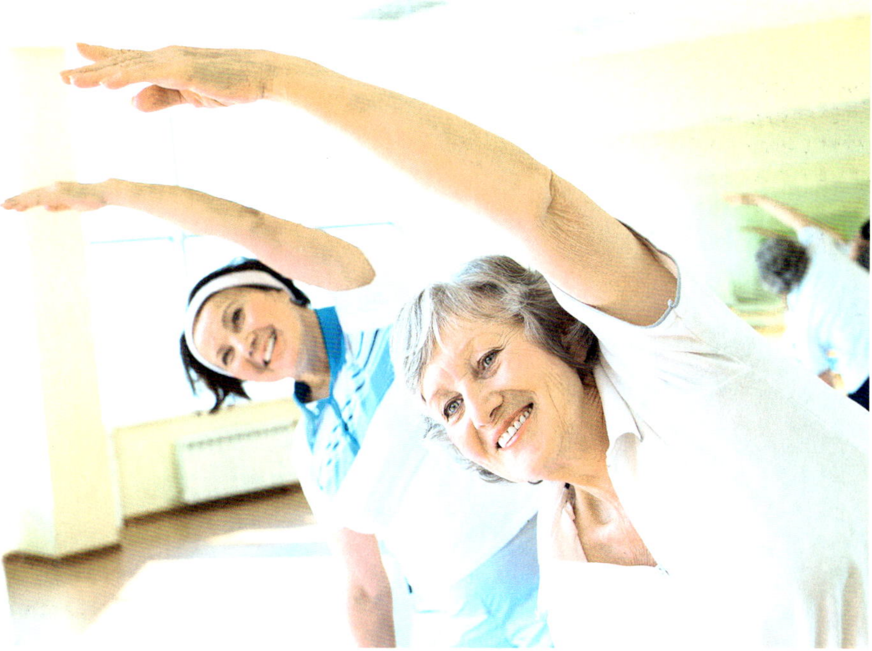

- Übergewicht
- Gelenkverletzungen in der Vergangenheit
- Entzündungen im Gelenk
- Hormon- oder Stoffwechselstörungen
- erbliche Veranlagung

So unterschiedlich diese Faktoren sein mögen, die das Risiko für die Entstehung einer Arthrose erhöhen können, eines haben sie doch gemeinsam: Sie beeinflussen nicht nur die mechanischen Abläufe im Gelenk, sondern wirken sich auch negativ auf den Stoffwechsel des Gelenkknorpels aus.

!

Polyarthrose oder multiple Arthrose ist eine Arthrose, die an vielen Gelenken gleichzeitig auftritt.

Welche Gelenke sind betroffen?

Am häufigsten von einer Arthrose betroffen sind das Knie-, Hüft- und Schultergelenk. Hat sich die Entzündung in mehreren Gelenken manifestiert, handelt es sich um eine Polyarthrose oder multiple Arthrose.

Das Kniegelenk

!

Die Arthrose im Knie ist die häufigste Form von Arthrose.

Dass das Kniegelenk die Liste der am häufigsten von einer Arthrose betroffenen Gelenke anführt, ist nicht verwunderlich, denn schließlich tragen die Kniegelenke das gesamte Körpergewicht. Unter bestimmten Bedingungen, beispielsweise beim Joggen, beim Tennisspielen oder auch bei verschiedenen Ballsportarten wie Hand- oder Fußball, wird das Kniegelenk zumindest kurzfristig sogar mit einem Mehrfachen des Körpergewichts belastet. Auch durch berufsbedingte Fehlbelastungen wird das Kniegelenk überdurchschnittlich starken Belastungen ausgesetzt, die sogenannte Gonarthrose (griechisch *gony* = Knie) ist die Folge.

Grund genug, das Kniegelenk so selten wie möglich hohen Stoßbelastungen auszusetzen. Das bedeutet, dass Sie Folgendes tun sollten:

- eventuell bestehendes Übergewicht reduzieren
- vor dem Sport eine Aufwärmungsphase einlegen
- statt High Heels Schuhe mit stoßdämpfenden Sohlen und flachen Absätzen tragen
- eventuell bestehende Fehlstellungen korrigieren
- vor allem bei Extremsport eine Kniebandage anlegen
- tiefe Kniebeugen und langes Stehen vermeiden
- die das Knie umgebende Muskulatur durch entsprechende Übungen kräftigen (siehe S. 102)

Das Hüftgelenk

Auf dem zweiten Platz der von einer Arthrose betroffenen Gelenke steht das Hüftgelenk. Auch dieses Gelenk trägt das Körpergewicht, was vor allem bei einem über längere Zeit bestehenden Übergewicht zu einer massiven Abnutzung des Knorpels führen kann. Als andere Ursachen für eine Hüftarthrose, die sogenannte Coxarthrose (lateinisch *coxa* = Hüfte), gelten angeborene oder erworbene Fehlstellungen sowie falsche Belastungen, beispielsweise nach einem Schenkelhalsbruch.

!

Die Coxarthrose schränkt die Bewegungsfähigkeit der Hüfte ein.

Ähnlich wie beim Kniegelenk lässt sich einer Hüftarthrose mit einigen wichtigen Verhaltensmaßnahmen vorbeugen bzw. der Verlauf der Erkrankung verlangsamen. Dazu gehört, dass Sie

- vor allem beim Sitzen auf eine optimale Körperhaltung achten,
- Schuhe mit stoßdämpfenden Sohlen tragen,
- eventuell bestehendes Übergewicht verringern,
- Fehlbelastungen wie einseitiges Heben schwerer Lasten vermeiden,
- Knochenbrüchen des Beines, vor allem Schenkelhalsbrüchen, vorbeugen, beispielsweise durch Beseitigung von Stolperfallen in der Wohnung,
- vorhandene Fehlstellungen korrigieren,
- Oberschenkel-, Gesäß- und Hüftmuskulatur kräftigen.

Das Schultergelenk

Auch das Schultergelenk gehört zu den von einer Knorpelabnutzung häufig betroffenen Gelenken. Eine Arthrose des Schultergelenks, die sogenannte Omarthrose (griechisch *omos* = Schulter), tritt seltener auf als die Gonarthrose und die Coxarthrose, dennoch erschwert oder verhindert sie sogar aufgrund erheblicher Schmerzen so selbstverständliche Bewegungen der Arme wie beim Haarewaschen, beim Einschlagen eines Nagels in die Wand oder schon beim Anziehen eines Mantels.

Damit es erst gar nicht soweit kommt, sollten Sie

- die Schulter täglich mehrmals durch lockeres Pendeln der Arme entlasten,
- die Arme nicht über einen längeren Zeitraum ausgestreckt halten, beispielsweise beim Tragen schwerer Gegenstände,
- Sportarten wie Tennis oder Squash nicht zu intensiv ausüben, da sie die Schulter einseitig belasten,
- die Schultermuskulatur durch Übungen kräftigen.

!

Bei Schulterschmerzen in der Nacht hilft ein sogenanntes Abspreizkissen für den Arm.

Bestehen bereits Schulterschmerzen, vor allem nachts, hilft ein sogenanntes Abspreizkissen für den Arm, das Ihnen Ihr Arzt verordnen kann.

Weitere Formen der Arthrose

Die mit einer erblichen Vorbelastung verbundene Arthrose der Hand- und Fingergelenke, von der Frauen häufiger betroffen sind als Männer, tritt erheblich seltener auf als eine Arthrose des Knie-, Hüft- oder Schultergelenks. Mit fortschreitender Erkrankung kann es zu Fehlstellungen der Finger kommen, sodass die Betroffenen in ihrem Alltag deutlich beeinträchtigt sind. Vor allem Klavierspieler sind aufgrund der deutlich erhöhten Belastung von einer Arthrose der Fingergelenke betroffen.

Welche Beschwerden treten auf?

Zu Beginn der Erkrankung ist ausschließlich der Gelenkknorpel vom Verschleiß betroffen, doch im Laufe der Zeit breitet sich die Arthrose auf alle am Gelenkaufbau beteiligten Strukturen aus. So lässt sich auch erklären, dass anfangs keine oder kaum Schmerzen auftreten und die Gelenke voll belastet werden können. Dies liegt daran, dass das zu Beginn der Erkrankung geschädigte Knorpelgewebe weder von Nerven noch von Blutgefäßen durchzogen ist, also auch nicht schmerzempfindlich ist. Dies ändert sich jedoch im weiteren Verlauf der Arthrose. Zum Teil heftige Schmerzen sind dann an der Tagesordnung. So berichten Betroffene von sogenannten Anlaufschmerzen, also Schmerzen, die morgens nach dem Aufstehen oder nach längerem Liegen oder Sitzen zu Beginn einer Bewegung im erkrankten Gelenk auftreten. Diese Phase kann sich über mehrere Jahre hinziehen.

!

Von der seltenen Arthrose der Hand- und Fingergelenke sind Frauen häufiger betroffen als Männer.

Die Beschwerden einer Arthrose auf einem Blick:

- Belastungsschmerzen
- Anlaufschmerzen
- Morgensteifigkeit
- Knirschen im Gelenk
- Ruheschmerzen im fortgeschrittenen Stadium
- verspannte Muskeln und Sehnen
- eingeschränkte Beweglichkeit
- Schonhaltung
- Gelenkentzündungen (aktivierte Arthrose)
- Gelenkerguss (vor allem bei Kniearthrose)
- Gelenkschwellungen
- Muskelschwäche
- Instabilität des Gelenks mit eventuellen Fehlstellungen

Im weiteren Verlauf finden sich – wenn die Ursachen nicht angegangen werden – Muskelverspannungen und Bewegungseinschränkungen sowie Schmerzen auch im Ruhezustand. Das Gelenk wird zunehmend unbeweglicher und steifer. Auch eine Entzündung des betroffenen Gelenks, verbunden mit einer Schwellung, kann im fortgeschrittenen Stadium hinzukommen (aktivierte Arthrose). Mit zunehmender Arthrose wird die Bewegungsfreiheit des Gelenks immer weiter eingeschränkt. Letztendlich kommt es zu Verformung, Zerstörung und Versteifung des Gelenks. Vor allem beim arthrotischen Kniegelenk lässt die Stabilität nach, und es können sich X- oder O-Beine bilden.

Die verschiedenen Arthrose-Stadien

Jede Arthrose-Erkrankung kann in drei Stadien eingeteilt werden. Die Stadien der Arthrose-Entwicklung beschreiben die Schädigung des Gelenks insgesamt und gehen damit über den Knorpelschaden weit hinaus.

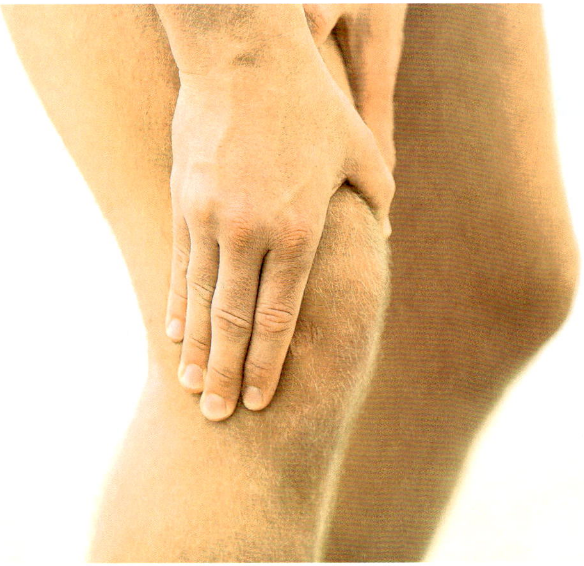

Mit zunehmender Arthrose wird die Bewegungsfreiheit des Gelenks immer weiter eingeschränkt.

Arthrose-Stadium I – das Frühstadium

In diesem Stadium kommt es bereits zu deutlichen Knorpelschäden, jedoch macht sich dies meist nicht durch Schmerzen bemerkbar. Man spricht hier auch von einer stillen Arthrose. Im Röntgenbild wird dies durch eine Verringerung des Gelenkspalts und eventuell auch durch Veränderungen am Knochen unter dem geschädigten Knorpel sichtbar. Wie lange dieses Stadium dauert, ist individuell verschieden. Wahrscheinlich leiden die meisten Menschen über 60 Jahre an einer Arthrose eines oder auch mehrerer Gelenke.

!

Jede Arthrose-Erkrankung kann in drei Stadien eingeteilt werden.

Arthrose-Stadium II – das fortgeschrittene Stadium

In diesem Stadium läuft bereits ein entzündlicher Prozess ab. Die Patienten verspüren Belastungs- und Anlaufschmerzen, die sie zum Arzt führen. Die Schmerzen sind jedoch nicht immer vorhanden bzw. nicht immer so stark, dass Medikamente notwendig werden.

Arthrose-Stadium III – das Spätstadium

Alle Arthrosen des Stadiums II gehen im Laufe der Zeit in Stadium III über, wenn nicht rechtzeitig mit einer Behandlung begonnen wird. Zu den meist dauerhaften Schmerzen kommen auch Bewegungs- und Funktionseinschränkungen bis zur Versteifung der betroffenen Gelenke hinzu. Die Knorpelflächen sind in diesem Stadium nahezu vollständig zerstört. Es liegen Entzündungen des Gelenks vor und es haben sich knöcherne Auswüchse gebildet. Muskelverkürzungen und -verhärtungen treten auf.

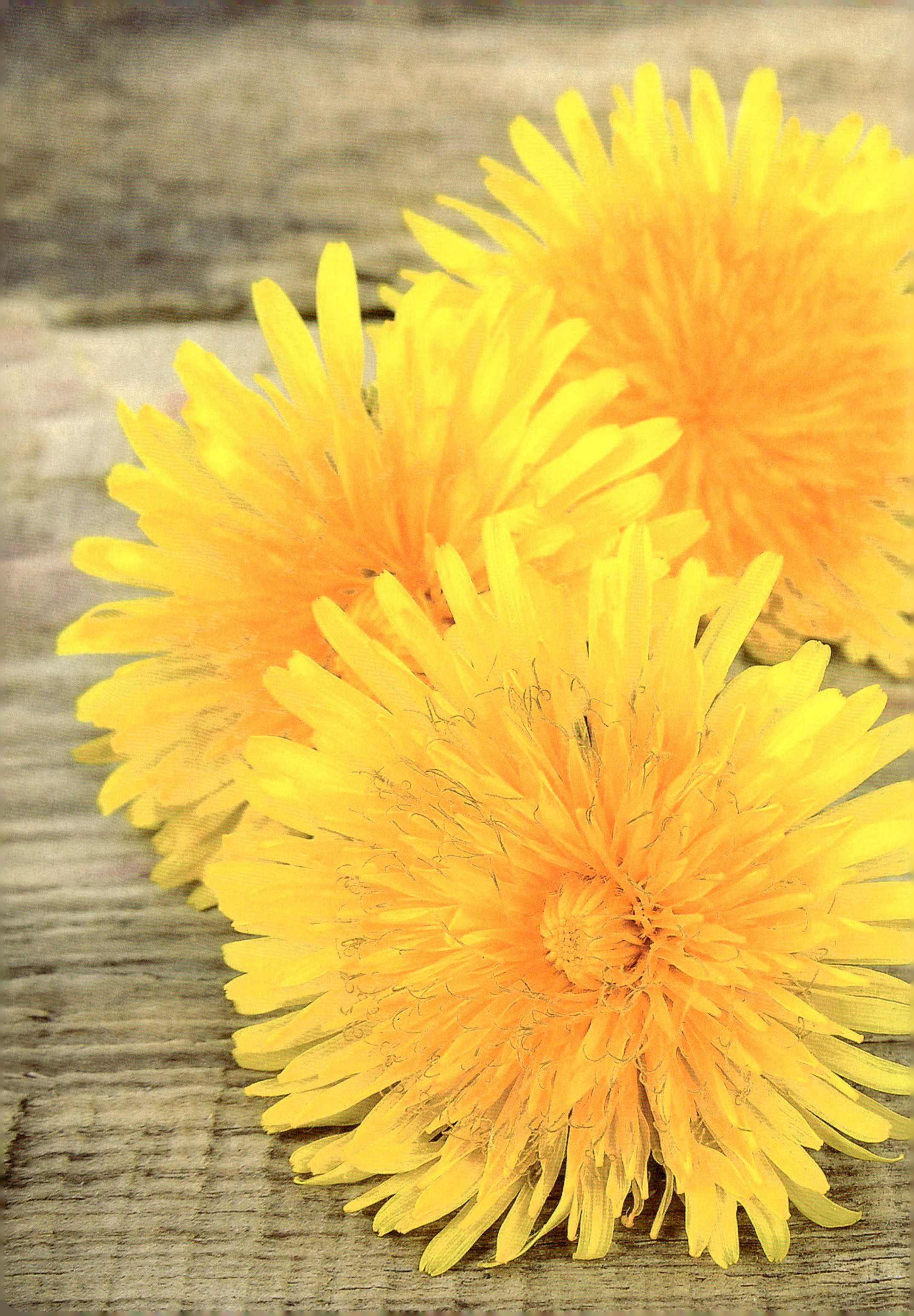

ARTHROSE NATÜRLICH BEHANDELN

Auch wenn eine Arthrose nach dem Stand der Wissenschaft nicht vollständig geheilt werden kann, gibt es zahlreiche Möglichkeiten, wie Sie Ihr betroffenes Gelenk unterstützen und Schmerzen lindern können. Durch vielfältige Maßnahmen ist es möglich, das Fortschreiten der Erkrankung zu verlangsamen und sogar aufzuhalten. Durch pflanzliche Arzneimittel aus der Natur und die richtige Bewegung verbessern Sie Beweglichkeit und Funktion des Gelenks, und Schmerzen verschwinden.

Vor allem in den frühen Stadien einer Arthrose können natürliche Behandlungsmethoden durchaus Wunder bewirken. Doch gerade bei natürlichen bzw. alternativen Therapieoptionen spielt das Vertrauen des Patienten in die Methode für den Erfolg eine entscheidende Rolle. Ebenso wichtig ist es, dass Sie die Therapie aktiv mitgestalten.

Für die Behandlung von Arthrose stehen heute auch im Rahmen der sogenannten natürlichen Medizin viele verschiedene, mehr oder weniger bekannte Möglichkeiten zur Verfügung. Doch für all diese Methoden gilt: Wenden Sie sie nie ohne Einbeziehung Ihres behandelndes Arztes an, auch wenn eine Verschreibung oder ein Rezept teilweise nicht erforderlich ist.

Therapie mit pflanzlichen Arzneimitteln

Vor allem im Anfangsstadium einer Arthrose können entzündungshemmende pflanzliche Arzneimittel, sogenannte Phytopharmaka (griechisch *phyton* = Pflanze und *pharmakon* = Heil-

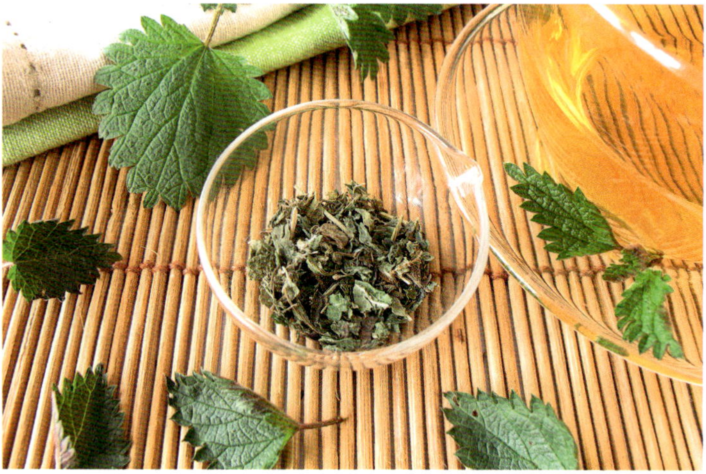

Arthrose-Beschwerden können durch Brennnesselblätter-Extrakt nachweislich verringert werden.

mittel), die Schmerzen lindern und damit die Beweglichkeit der betroffenen Gelenke verbessern. Zu den Vorteilen der Phytopharmaka gehören vor allem eine in der Regel bessere Verträglichkeit und ein deutlich niedrigeres oder sogar fehlendes Nebenwirkungsrisiko. Außerdem gibt es weniger Wechselwirkungen und es besteht ein breiteres Wirkspektrum. Phytopharmaka bestehen nur aus Pflanzeninhaltsstoffen.

!

Phytopharmaka bestehen nur aus Pflanzeninhaltsstoffen.

Afrikanische Teufelskralle

Herkunft: Die Teufelskralle ist in den Savannen und Steppen Namibias und Südafrikas beheimatet. Aufgrund der inzwischen erheblich gestiegenen Bekanntheit in Deutschland ist die Nachfrage nach der Pflanze stark gestiegen, weshalb die Teufelskralle in ihrer Heimat inzwischen als stark bedroht gilt – ein für die Wissenschaft relativ großes Problem, denn eine Kultivierung außerhalb von Afrika ist bis jetzt noch nicht gelungen.

Name: Ihren Namen verdankt die Teufelskralle sozusagen ihrer „Anhänglichkeit“, denn kleine Widerhaken an ihren Früchten heften sich an vorbeistreifende Menschen und Tiere und bleiben dort hartnäckig hängen. Dies sichert auch die Verbreitung der Pflanze in den Savannen der Kalahariwüste von Südafrika, Botswana und Namibia. Der Name *Harpagophytum procumbens* setzt sich zusammen aus den griechischen bzw. lateinischen Wörtern *harpax* = Enterhaken, *phyton* = Pflanze und *procumbens* = niederliegend, also auf dem Boden liegenden Triebe. Die Afrikanische Teufelskralle wird auch „Trampelklette“ genannt.

!

Die Afrikanische Teufelskralle wird auch „Trampelklette" genannt.

Pflanze: Bei der Teufelskralle handelt es sich um eine krautig wachsende, am Boden aufliegende Pflanze mit 5 cm großen leuchtend rot-violetten Blüten, die sich zu holzigen Früchten mit 15 cm langen Fangarmen mit Widerhaken entwickeln. Der Wirkstoff wird ausschließlich aus den sekundären Speicherwurzeln gewonnen, die von der Primärwurzel in die Tiefe abzweigen.

Geschichte: Die heilende Wirkung der Pflanze bzw. der Wurzel wird bei Einheimischen schon lange geschätzt. In Europa wurde die wertvolle Wirkung jedoch erst Anfang des 20. Jahrhunderts erkannt. So lernte ein deutscher Soldat zu dieser Zeit von afrikanischen Heilern, wie die Teufelskralle bei Patienten eingesetzt werden kann. Die Erforschung der Pflanze hinsichtlich ihrer pharmazeutischen Bedeutung fand ab 1930 statt.

Die Wirkung der Teufelskrallenwurzel stellt sich bei auf Verschleiß beruhenden Erkrankungen wie der Arthrose erst nach einer Einnahmezeit von einigen Wochen ein.

Inhaltsstoffe: Zu den wichtigsten Inhaltsstoffen gehören die für den bitteren Geschmack verantwortlichen Bitterstoffe Iridoidglykoside. Außerdem enthält die Teufelskrallenwurzel unter anderem Procumbid, Acteosid, Flavonoide, ungesättigte Fettsäuren, Chlorogen- sowie Zimtsäure. Alle Inhaltsstoffe der Pflanze sind jedoch noch nicht bekannt.

Wie bei vielen pflanzlichen Arzneimitteln ist auch bei der Teufelskralle der Gesamtextrakt wirksamer als einzelne isolierte Inhaltsstoffe. Auch ist noch nicht endgültig bekannt, welche der Inhaltsstoffe letztlich für welche Wirkung verantwortlich sind.

Wirkung: Die Teufelskralle hemmt nachweislich Entzündungen, verringert Schwellungen und lindert Schmerzen. Außerdem hemmt sie eiweißabbauende Enzyme in der Matrix des Gelenkknorpels, was ihren erfolgreichen Einsatz gegen Arthrose erklärt. Doch auf welchen Mechanismen diese Effekte beruhen, ist noch nicht geklärt. Außerdem regt die Teufelskralle die Magensaftsekretion und Galleproduktion an, weshalb sie auch bei Verdauungsbeschwerden eingesetzt wird. Allerdings sollten Sie von der Einnahme unbedingt Abstand nehmen, wenn Sie ein Magengeschwür haben.

Anwendung bei Arthrose: Die Teufelskralle wird bei leichten Schmerzen allein und bei stärkeren Schmerzen zur Unterstützung der bestehenden Therapie eingesetzt. Am bekanntesten ist die Teufelskralle in der Behandlung von Arthrose-Patienten und/oder chronischen Rückenschmerzen – beides allerdings nur im Frühstadium. Auch der Hexenschuss sowie Sehnenentzündungen, beispielsweise Tennisarm oder Golfer-Ellenbogen, gehören zu den Einsatzgebieten der afrikanischen Wurzel. Wenn Dragees, Tabletten etc. mit dem Extrakt der Teufelskrallenwurzel zusätzlich zu synthetischen Schmerzmitteln eingenommen werden, kann deren Dosis deutlich gesenkt werden.

!

Wenn der Extrakt der Teufelskrallenwurzel zusätzlich zu herkömmlichen Schmerzmitteln eingenommen wird, kann deren Dosis deutlich gesenkt werden.

Darreichungsform: Kontrovers diskutiert wird immer noch, in welcher Anwendungsform die Wurzel der Teufelskralle am besten wirkt. Vom Tee wird abgeraten, da dieser sehr bitter schmeckt. Deutlich besser eignen sich hochdosierte Extrakte in Form von Tabletten oder Kapseln aus der Apotheke.

Nebenwirkung: Insgesamt werden nach Verabreichung des Extrakts aus der Teufelskrallenwurzel nur selten Nebenwirkungen beobachtet. Sehr selten wird von Durchfall, Erbrechen, Übelkeit, Schwindel und Kopfschmerzen berichtet. Ebenso sehr selten kommt es zu Überempfindlichkeitsreaktionen wie Hautausschlag, Nesselsucht, Gesichtsödem und Kreislaufzusammenbruch oder zu einem Anstieg der Blutzuckerwerte bei bekanntem Typ-2-Diabetes.

Leiden Sie an einem Magen- oder Zwölffingerdarm-Geschwür, dürfen Sie keine Präparate, die den Extrakt der Teufelskrallenwurzel enthalten, einnehmen. Auch bei bestehenden Gallensteinen sollten Sie auf die Einnahme verzichten.

!

Die Brennnessel findet man fast weltweit, vorwiegend aber in Mitteleuropa in den klimatisch gemäßigten Regionen.

Brennnessel

Herkunft: Die Brennnessel ist ein wahrer Kosmopolit. Man findet sie fast weltweit, vorwiegend aber in Mitteleuropa in den klimatisch gemäßigten Regionen. Die Pflanze fehlt nur im tropischen und südlichen Afrika sowie in den Polargebieten. Sie wächst meistens in Gruppen und bevorzugt unkrautarme Böden in warmer, sonniger Lage mit guter Bodenfeuchtigkeit. Eben diese Bedingungen bieten meist auch private Gärten, in denen die Brennnessel eher als lästiges Unkraut angesehen wird. Außerhalb von Gärten fühlt sich die Brennnessel nahezu überall auf gut genährten Böden wohl, beispielsweise in Auwäldern und Ufernähe, auf Kulturflächen, Ödland und Schuttplätzen.

Name: Auf dem Brennen nach Berührung der Brennnesselblätter basiert auch der Gattungsname Urtica, der sich vom lateinischen *urere* = brennen ableitet. „-nessel" geht wahrscheinlich auf das althochdeutsche „nezzila" zurück, das mit dem Wort „Netz" in Zusammenhang steht. Dieses weist auf die frühere Fasergewinnung aus der Brennnessel hin, die zur Herstellung von Nesseltuch diente.

Pflanze: Bei uns gibt es zwei Brennnesselarten, die Große und die Kleine Brennnessel. Die Große Brennnessel ist eine 30–150 cm hohe Staude mit einem weitverzweigten unterirdischen Wurzelstock. Dagegen wird die Kleine Brennnessel nur rund 50 cm hoch, außerdem fehlt ihr der Wurzelstock. Es handelt sich also um eine einjährige Pflanze. Die Blätter beider Arten besitzen

Brenn- und Borstenhaare, die beim Anfassen ein durch ein Nesselgift verursachtes Brennen auf der Haut verursachen. Beide Arten werden arzneilich verwendet.

Geschichte: Die Brennnessel gehört zu den ältesten Heilpflanzen. Die Heilwirkung der Pflanze war bereits den Römern und Griechen bekannt, wenn auch der römischen Dichter und Naturforscher Plinius der Ältere (1. Jh. n. Chr.) sie als die „am meisten verhasste aller Pflanzen" bezeichnete. Das erste dichterische Loblied auf die Brennnessel stammt vom römischen Dichter Catull (1. Jh. v. Chr.), weil sie seinen starken Schnupfen und Husten geheilt hatte. Auch in den Kräuterbüchern des Mittelalters werden die Heilwirkungen der Brennnessel ausführlich beschrieben.

!

Die Brennnessel zählt zu den ältesten Heilkräutern der Menschheit.

Die Brennnessel in der Fabelwelt:
Die zwölf Brüder und die Brennnessel
Die zwölf Brüder hatten eine einzige Schwester. Sie war die Jüngste der Geschwister. Da sich die Brüder zum Zeitpunkt der Geburt des Mädchens in den Wald zurückgezogen hatten, waren sie ihrer Schwester viele Jahre unbekannt. Durch ein Versehen des Mädchens werden die zwölf Brüder in Raben verwandelt. Um ihre Brüder zu erlösen, schwört das Mädchen, sieben Jahre lang zu schweigen. In dieser Zeit fertigt sie auch für jeden ihrer Brüder ein Hemd aus Brennnesseln. Das Schweigegelübde wird zum Problem, als der König des Landes das Mädchen entdeckt und mit auf sein Schloss nimmt. Dort bleibt es seinem Gelübde treu. Doch kurz bevor das Mädchen auf Betreiben der bösen Schwiegermutter hingerichtet werden soll, sind die sieben Jahre um. Sie wirft ihren zwölf Brüdern, die genau in diesem Moment als Raben am Hinrichtungsort erscheinen, die Brennnesselhemden über und erlöst mit dieser Tat sich selbst und ihre zwölf Brüder. Die Brüder werden zu gut aussehenden Männern. Und auch eine Hochzeit steht an: Glücklich darüber, dass das Mädchen endlich spricht, nimmt der König es zur Frau und macht es zur Königin.

Inhaltsstoffe: Extrakte aus Brennnesselblättern enthalten Kaffeesäurederivate, vor allem Kaffeoyläpfelsäure, außerdem Kieselsäure, Aminosäuren, Vitamine, Karotinoide, Flavonoide, ungesättigte Fettsäuren sowie Kalzium- und Kaliumsalze. In den Brennhaaren der Blätter finden sich Amine wie Serotonin, Histamin und Acetylcholin. Zu den wichtigsten wirksamkeitsbestimmenden Inhaltsstoffen der Wurzel zählen Sterole und Beta-Sitosterin, Cumarin, Lignane und Polysaccharide.

!

Die Samen der Brennnessel lassen sich auch gegen Haarausfall einsetzen.

Wirkung: Die in den Blättern enthaltene Kaffeeoyläpfelsäure besitzt entzündungshemmende Eigenschaften. Sie hemmt die Bildung und Freisetzung entzündungsfördernder Zytokine wie Interleukin 1 (IL-1) und den Tumornekrosefaktor alpha (TNF-alpha). Studien haben gezeigt, dass die Arthrose-Beschwerden durch Brennnesselblätter-Extrakt nachweislich verringert wurden. Die Samen der Brennnessel lassen sich auch gegen Haarausfall einsetzen.

Brennnesseltee bei arthrosebedingten Entzündungen

- Zwei Teelöffel (1,5 g) getrocknetes Brennnesselkraut mit einer Tasse (150 ml) siedend heißem Wasser überbrühen.
- Den Tee zehn Minuten lang ziehen lassen, anschließend das Kraut durch ein Teesieb abgießen.
- Bis zu dreimal täglich eine Tasse des Tees trinken, allerdings höchstens drei Wochen lang, da der Brennnesselblätter-Extrakt harntreibend wirkt und deshalb zu einer vermehrten Ausscheidung von Kalium führen kann.
- Während der „Kur" mit diesem Tee bitte täglich mindestens zwei Liter Mineralwasser trinken.

Anwendung bei Arthrose: In der Therapie der Arthrose kann die Brennnessel wegen ihrer entzündungshemmenden und schmerzlindernden Eigenschaften höchst effektiv eingesetzt werden. So stellte man bei einer Studie fest, dass der tägliche Verzehr von 50 Gramm eines Gemüses aus gedämpften Brennnesseln die tägliche Arzneimitteldosis eines nicht-steroidalen Antirheumatikums (NSAR) um 75 Prozent senken kann. Bei den Patienten, die Brennnesselmus zu sich nahmen, verbesserten sich die rheumaspezifischen Blutwerte sowie Schmerz, Bewegungseinschränkung und Steifigkeit um 70 Prozent und damit genauso stark wie bei jenen Patienten, die keine Brennnesseln aßen und dafür bei der üblichen Dosis des NSAR geblieben waren.

Darreichungsform: Extrakte aus dem Brennnesselkraut sind als Fertigarzneimittel in Form von Dragees, Kapseln, Filmtabletten, Tropfen, Presssaft und flüssigen Auszügen erhältlich.

Nebenwirkung: Es sind keine Nebenwirkungen bekannt. Jedoch sollten Brennnesselzubereitungen nicht bei Stauungen und Wasseransammlungen aufgrund einer eingeschränkten Herzfunktion angewendet werden.

Brennnesselmus

- Brennnesseln waschen und mit heißem Wasser überbrühen, sodass sie zusammenfallen.
- Eine kleine Zwiebel schälen, klein hacken und mit den Brennnesseln im Mixer zerkleinern.
- Püree unter ständigem Rühren erhitzen, eventuell etwas Wasser nachgießen.
- Etwa acht bis zehn Minuten leicht kochen lassen.
- Bei Bedarf etwas Butter und Gewürze zugeben.
- Täglich 50–100 g Brennnesselmus essen.
- Brennnesseln werden auch bei Erschöpfung und Müdigkeit empfohlen.

Beinwell

Herkunft: Den Beinwell (*Symphytum officinale* = Echter oder Gemeiner Beinwell) findet man in nahezu ganz Europa. So ist er im Norden bis Irland, Schottland, Skandinavien und Finnland verbreitet, im Osten bis Sibirien und Kleinasien. Er bevorzugt feuchte Standorte und wächst auf nassen Wiesen, an Bächen sowie an den Ufern von Flüssen und Teichen.

Name: Der Name Beinwell leitet sich von seiner Anwendung bei Knochenbrüchen und offenen Wunden ab. Auch bei Verletzungen von Bändern und Sehnen wurde der Pflanze eine heilende Wirkung zugeschrieben. Sowohl der heute anerkannte Gattungsname *Symphytum* als auch der in früheren Werken gebräuchliche Name *Consolida* beinhaltet den Vorgang des Zusammenwachsens.

Pflanze: Beim Beinwell handelt es sich um eine rund 60 cm hohe Staude mit einem schwarzen und kräftigen Wurzelstock, was ihm auch den Namen Schwarzwurz einbrachte. Die rot-violetten oder auch gelblichen glockigen Blüten sind traubenförmig angeordnet. Beinwell gehört zu der Familie Raublattgewächse.

!

Der Beinwell ist schon seit über 2000 Jahren als Heilpflanze bekannt.

Geschichte: Der Beinwell ist schon seit über 2000 Jahren als Heilpflanze bekannt. In seinem Lehrbuch „Materia Medica" beschreibt der griechische Arzt Dioskurides (1. Jh. n. Chr.) die heilende Wirkung des Beinwells ausführlich. Die Pflanze galt schon damals als hilfreiches Mittel bei Knochenbrüchen, Verrenkungen und Gelenkbeschwerden. Im Mittelalter verwendete ihn die Äbtissin Hildegard von Bingen zur Heilung von Knochenbrüchen, Wunden und Geschwüren.

Inhaltsstoffe: Arzneilich wirksam ist die Beinwellwurzel. Sie enthält Allantoin, Pyrrolizidinalkaloide, Gerbstoffe, Schleimstoffe und Rosmarinsäure.

Wirkung: Der Wirkstoff Allantoin ist hauptsächlich für den abschwellenden und schmerzlindernden Effekt verantwortlich. Die gleiche Wirkung besitzen vermutlich die in der Wurzel enthaltenen Schleim- und Gerbstoffe.

Anwendung bei Arthrose: Bei einer beginnenden Arthrose, die nur oberflächliche Gelenke betrifft, kann eine Salbe oder ein Umschlag, der einen Extrakt der Beinwellwurzel enthält, die Beschwerden – Schmerzen und Schwellung – lindern. Jedoch sollte die Anwendung unbedingt mit dem behandelnden Arzt abgesprochen werden.

Nebenwirkung: Die Beinwellwurzel enthält sogenannte Pyrrolizidinalkaloide, die nach neuesten Erkenntnissen die Leber schädigen und krebserregend wirken können. Deshalb wird von der inneren Anwendung abgeraten.

Darreichungsform: Extrakte aus der Beinwellwurzel werden nur äußerlich angewendet, und zwar in Form von Salben und Umschlägen.

In der Apotheke erhält man Beinwell-Fertigpräparate in Form von Gelen, Cremes und Salben. Spezialextrakte aus der Beinwellwurzel verkürzen nachweislich die Dauer der Beschwerden, beispielsweise im Rahmen einer beginnenden Arthrose. Die Salben etc. sollten nicht mehr als vier bis sechs Wochen im Jahr angewendet werden. Bitte vor der Behandlung unbedingt immer Ihren Arzt befragen!

Weide

Herkunft: Auf der Nordhalbkugel, in Europa, Asien und Amerika sind Weidengewächse *(Salix)* weit verbreitet. So findet man sie bis zur absoluten Vegetationsgrenze. Weidengewächse bevorzugen feuchte Standorte wie Flussauen und Bachufer, aber auch Auen und Waldränder.

Name: Zur Herkunft des Namens existieren viele Erklärungen. Die gebräuchlichsten Namen sind Weide oder Abwandlungen davon wie Wiede, Wede, Wichel, Wilche. Weitere Namen wie Salch, Salche oder Salixl gehen auf das lateinische Wort *salix* für Weide zurück. Manchmal werden Weiden auch als Hupen- oder Felberstrauch, Maiholz oder Weihbuschen bezeichnet. Aus dem Mittelhochdeutschen stammt das Wort *wida* für Weide, das mit dem lateinischen Wort *vitis* = Weinrebe, Ranke verwandt ist. Die lateinische Bezeichnung *salix* wird auf das altindische *salilam* = Wasser oder *sarit* = Fluss zurückgeführt. Andere gehen davon aus, dass die Weide ihren lateinischen Namen ihrem sprunghaften Wachstum zu verdanken hat und leiten *salix* ab von lateinisch *salire,* springen.

Pflanze: Die Weiden sind eine Pflanzengattung aus der Familie der Weidengewächse *(Salicaceae)*. Sie umfasst etwa 450 Arten. Allen Weiden gemeinsam ist, dass sie als Baum oder Strauch vorkommen. Bereits vor den Blättern erscheinen die Blüten, die sogenannten Weidenkätzchen, wobei die männlichen Blüten gelbe Staubbeutel haben. Die Rinde lässt sich im Frühling sehr leicht von den Ästen und Zweigen abschälen.

Geschichte: Salicylathaltige Naturstoffextrakte werden seit über 2400 Jahren als Naturheilmittel gegen Schmerzen und Fieber angewendet. Schon etwa 500 v. Chr. soll die Weidenrinde in China als Arznei eingesetzt worden sein. Hippokrates (ca. 5./4. Jh. v. Chr.) setzte Extrakte aus Weidenrinde als Schmerzmittel unter anderem bei Geburtswehen ein. Bereits im Corpus Hippocraticum, einer von alexandrinischen Gelehrten um 300 v. Chr. angelegten Sammlung medizinischer Schriften, wird die Weidenrinde gegen Schmerzen und Fieber erwähnt. Der Naturforscher Plinius der Ältere (1. Jh. n. Chr.) verwendete Aufgüsse aus Pappelrinde bei Ischiasbeschwerden und den Saft aus Weidenrinde als harntreibendes Mittel. Etwa 100 n. Chr. beschreibt der griechische Arzt Dioskurides Weidenrinde als entzündungshemmendes Mittel.

Zwischenzeitlich nahezu in Vergessenheit geraten, wurde die Weidenrinde im 18. Jahrhundert von dem Engländer Reverend Edward Stone wiederentdeckt, und zwar als Mittel gegen Malaria. Das einzige verfügbare fiebersenkende Mittel war damals Chinin, das aber immer knapper und teurer wurde, weil der Extrakt aus der in Südamerika beheimateten Chinarinde gewonnen wurde. Stone testete die Wirkung von Weidenrinde an etwa 50 Malariapatienten und stellte 1763 sehr gute fiebersenkende Eigenschaften der Weidenrinde bei diesen Versuchen fest.

!

Die Weidenrinde hat fiebersenkende Eigenschaften.

Im 19. Jahrhundert gewann die Weidenrinde weiterhin an Bedeutung. 1897 gelang es dem Chemiker Felix Hoffmann erstmals, die in der Weidenrinde vorkommenden Salicilylsäuren in einer chemisch reinen und stabilen Form zu synthetisieren. Zwei Jahre später wurde das Produkt – Aspirin mit dem Wirkstoff Acetylsalicylsäure (ASS) – zunächst in Pulverform auf den Markt gebracht. Als im Jahr 1900 die erste 500-mg-Tablette eingeführt wurde, war Aspirin eines der ersten Medikamente der Welt, das in dieser standardisierten und damit exakt dosierbaren Form erhältlich war.

Inhaltsstoffe: In der Weidenrinde ist Salicin enthalten. Daneben finden sich weitere Glykoside, Flavonoide und Gerbstoffe.

Wirkung: Der Inhaltsstoff Salicin ist in seiner reinen Form nicht aktiv, erst durch Stoffwechselvorgänge im Körper wird Salicin in Salicylsäure umgewandelt und damit aktiv. So lindert ein Extrakt aus Weidenrinde Schmerzen und hemmt Entzündungen bei

!

Die Weidenrinde ist das „Aspirin der Natur."

rheumatischen und entzündlich-rheumatischen Erkrankungen, zu denen auch die Arthrose zählt, indem die Produktion der schmerz- und entzündungsfördernden Eiweiße (Prostaglandine) unterdrückt wird. Außerdem senkt der Wirkstoff Fieber. Die Weidenrinde gilt aufgrund ihres Wirkspektrums als „Aspirin der Natur".

Hinsichtlich der Wirkung unterscheidet sich Salicin also nicht von der ASS. Doch da Salicin erst in den aktiven Wirkstoff verwandelt werden muss, verursacht Weidenrinde keine wesentlichen Magen-Darm-Beschwerden wie ASS und andere nicht-steroidale Antirheumatika (NSAR). Dies haben auch verschiedene klinische Untersuchungen gezeigt: So linderte Weidenrinden-Extrakt bei Patienten mit Arthrosen des Hüft- und Kniegelenks Schmerzen deutlich, und zwar erheblich stärker als ein Scheinmedikament (Placebo). Die unerwünschten Arzneimittelnebenwirkungen entsprachen denen des Scheinmedikaments, waren also mehr oder weniger nicht vorhanden. Und noch ein Unterschied: ASS beeinflusst die Blutgerinnung, es „verdünnt" das Blut. Weil der Weidenrinde die Acetylgruppe fehlt, hat sie diese Wirkung nicht.

Anwendung bei Arthrose: Neben Tabletten und Kapseln, die den Weidenrinden-Extrakt enthalten, kann die Weidenrinde auch als Kaltauszug oder als Tee angewendet werden.

Darreichungsform: Weidenrindenpräparate werden als Arzneimittel in Form von Kapseln und Tabletten angeboten, die den Trockenextrakt der Weidenrinde enthalten.

Nebenwirkung: Selten können Überempfindlichkeitsreaktionen der Haut (beispielsweise Juckreiz, Hautrötung, Ausschlag, Nesselsucht) und Asthma auftreten. Extrem selten sind Magen-Darm-Beschwerden wie Übelkeit, Erbrechen, Bauchschmerzen, Durchfall, Verdauungsstörungen, Sodbrennen.

Achtung: Wenn Sie eine Überempfindlichkeitsreaktion gegenüber Acetylsalicylsäure zeigen, sollten Sie Weidenrinden-Extrakt nicht anwenden. Wegen der Gefahr der Entstehung eines Reye-Syndroms darf Weidenrinde bei Kindern nicht angewendet werden.

Kaltauszug aus Weidenrinde

- Einen Teelöffel getrocknete, geschnittene Weidenrinde mit einer Tasse kaltem Wasser aufsetzen und am besten über Nacht ziehen lassen.
- Die Rinde abseihen.
- Den Kaltwasserauszug zweimal täglich über den Tag verteilt trinken.

Aufguss aus Weidenrinde

- Einen Teelöffel (etwa 3,5 g) fein geschnittene Weidenrinde in 250 ml kaltes Wasser geben.
- Die Mischung langsam bis zum Siedepunkt erhitzen.
- Die Weidenrinde durch ein Teesieb abseihen.
- Über den Tag verteilt zwei bis drei Tassen Weidenrinden-Tee trinken.

Löwenzahn

Herkunft: Den Löwenzahn *(Taraxacum officinale)* findet man nicht nur auf jeder Naturwiese, sondern auch auf Äckern, an Wegen und in lichten Wäldern. Beheimatet ist die Pflanze in ganz Europa, Teilen Asiens und Afrikas sowie in Nordamerika.

Name: Der Löwenzahn hat im Volksmund etwa 500 verschiedene Bezeichnungen, beispielsweise Milchstock, Kettenblume, Ringelblume, Lichtbloom, Hundeblume, Teufelsblume, Pfaffenplatte und aufgrund seiner entwässernden Wirkung auch Pissblume. Heutzutage ist er auch als Pusteblume bekannt. Den Namen Löwenzahn verdankt die Pflanze ihren gezähnten Blättern.

!

Der Löwenzahn hat im Volksmund etwa 500 verschiedene Bezeichnungen.

Taraxacum kommt aus der arabischen Kultur, wo die Ärzte die Pflanze als *tarakshagan* bezeichneten. *Officinale* bedeutet, dass Löwenzahn als Arzneipflanze genutzt wird. Andere führen den Namen *Taraxacum officinale* dagegen auf die alten Griechen zurück: *taraxis* = Augenentzündung und *akeonai* = ich heile.

Pflanze: Der Löwenzahn ist eine kleine, mehrjährige Rosettenpflanze mit kräftiger Pfahlwurzel und gezähnten Blättern. Jeder Mensch kennt die gelben Blütenköpfe oder die als Pusteblume bezeichneten Früchte. Diese verteilen sich mithilfe von Wind und einer Art Fallschirm. Auf diese Weise vermehrt sich der Löwenzahn. Bei Verletzung tritt aus allen Pflanzenteilen der bittere Milchsaft aus.

Geschichte: Im Mittelalter wurde die Pflanze nicht nur medizinisch, sondern auch kosmetisch genutzt. Man versuchte durch das Einreiben der Augenlider mit dem weißen Milchsaft die Strahlkraft der Augen zu erhöhen und Sommersprossen zu vertreiben. Erstmals beschrieben wurde der Löwenzahn von arabischen Ärzten des Mittelalters. Durch die Jahrhunderte ranken sich Mythen, Legenden und Aberglauben um die Pflanze.

Lange Zeit stand die Wurzel des Löwenzahns in der Volksmedizin für die Anregung der Leberfunktion. Diese Eigenschaft wurde im 20. Jahrhundert bestätigt.

Inhaltsstoffe: In der Pflanzenheilkunde werden die vor der Blüte geernteten frischen oder getrockneten Wurzeln oder Blätter bzw. beides zusammen verwendet. Die wichtigsten Wirkstoffe von Löwenzahn sind Bitterstoffe wie Taraxacin, Eudesmanolide und Sesquiterpene sowie Triterpene, Flavonoide und Phenylcarbonsäuren. Löwenzahn besitzt außerdem einen relativ hohen Gehalt an Kalium und Vitamin C.

Wirkung: Die genaue Wirkungsweise von Löwenzahn ist noch nicht gänzlich erforscht. Bekannt ist aber, dass die Pflanze galle- und harntreibend sowie appetitanregend und krampflösend wirkt. Für die harntreibende Wirkung sind wahrscheinlich die enthaltenen Sesquiterpenlactone, aber auch der hohe Kaliumgehalt der Pflanze verantwortlich. Ferner steigert Löwenzahn die Magensaftsekretion, regt den Stoffwechsel an und wirkt krampflösend und entzündungshemmend. Löwenzahn sollte bei einem Verschluss der Gallenwege, Eiteransammlung in der Gallenblase oder bei Darmverschluss nicht eingenommen werden.

!

Löwenzahn wirkt galle- und harntreibend sowie appetitanregend und krampflösend.

Löwenzahntee bei Arthrose mit Gelenkschmerzen

- Ein Teelöffel getrocknete Pflanze (Wurzel und Kraut) mit einer Tasse kaltem Wasser ansetzen, aufkochen und zehn Minuten ziehen lassen.
- Die festen Teile durch ein Teesieb abseihen.
- Täglich eine Tasse des Tees trinken.

Anwendung bei Arthrose: Löwenzahn kann auch äußerlich angewendet werden. Bei Gelenkschmerzen eignet sich eine Massage des Gelenks mit Löwenzahnblütenöl:

- Löwenzahnblüten in ein Schraubdeckelglas füllen, fest zusammendrücken und mit einem guten Olivenöl übergießen, sodass alle Blüten mit Öl bedeckt sind. Das Glas verschließen.
- Das verschlossene Glas vier bis sechs Wochen lang an einen warmen, hellen Platz stellen und immer wieder umschütteln.
- Die Blüten abfiltrieren, das fertige Öl in einer Flasche aus dunklem Glas lichtgeschützt aufbewahren.

Auch ein heißer Umschlag um das schmerzende Gelenk hilft:

- Ein frisches Geschirrtuch in heißem Wasser tränken.
- Einige Esslöffel klein gehackte frische Löwenzahnwurzeln in das Tuch wickeln.
- Den Umschlag möglichst warm auf das schmerzende Gelenk legen.
- Ein trockenes Handtuch zum Schutz um das nasse Tuch wickeln.

Darreichungsform: Löwenzahn ist in zahlreichen Teemischungen enthalten. Des Weiteren existieren im Handel viele verschiedene Kombinationspräparate zur oralen Anwendung, beispielsweise in Form von Tropfen, Kapseln, Tonika, Tabletten oder Dragees. Als wirksamste Darreichungsform gilt der Frischpflanzenpresssaft.

Nebenwirkung: Bei der Einnahme von Löwenzahn-Präparaten kann es zur Absonderung von besonders saurem Magensaft und in der Folge zur Reizung der Magenschleimhaut kommen. Bei Kontakt mit dem Milchsaft können in Einzelfällen Kontaktallergien auftreten.

Cayennepfeffer

Herkunft: Der Cayennepfeffer ist in Südamerika beheimatet. Heute werden viele Unterarten und Sorten in den tropischen und subtropischen Zonen Amerikas, Afrikas und Asiens angebaut.

Name: Andere Namen für Cayennepfeffer sind Chili, Paprika, Tabasco, spanischer Pfeffer. Er verdankt seinen Namen der Hafenstadt Cayenne, die auf den Teufelsinseln in Guayana liegt.

Pflanze: Der Cayennepfeffer (*Capsicum frutescens*) gehört zu der Familie der Nachtschattengewächse. Das Kraut wird etwa 20 bis

100 cm hoch. Der Halbstrauch besteht aus holzigen, sperrig verzweigten Stängeln mit einzelnen länglich-ovalen Blättern. Die Pflanze bildet 5 cm lange, ledrig glänzende rote, gelbe oder grüne Früchte, die im Hochsommer geerntet werden. Ihre Schärfe schützt die Pflanze vor Fressfeinden.

!

Die Schärfe des Cayennepfeffers schützt die Pflanze vor Fressfeinden.

Geschichte: Schon lange vor der Ankunft der Europäer kultivierten die südamerikanischen Ureinwohner viele verschiedene Sorten des Cayennepfeffers. Die Spanier führten die Pflanze Ende des 15. Jahrhunderts in Europa ein. Dadurch erhielt sie den Beinamen „spanischer Pfeffer“.

Inhaltsstoffe: Die medizinisch eingesetzten Pflanzenteile des Cayennepfeffers sind seine getrockneten Früchte. Sie enthalten die scharfen Capsaicinoide (u. a. Capsaicin, Dihydrocapsaicin, Nordihydrocapsaicin) sowie Carotinoide, Flavonoide, Ascorbinsäure, Saponine, Pyrazine, fettes Öl und ein komplexes Gemisch leicht flüchtiger Verbindungen. Capsaicin ist farblos und sehr beständig und kann weder durch Kochen noch Einfrieren zerstört werden.

Wirkung: Die Capsainoide erhöhen – lokal angewendet – die Durchblutung. Dadurch werden die Gelenke stärker durchblutet und die Gelenkinnenhaut besser mit Nährstoffen versorgt. Das regt die Produktion der Gelenkschmiere an und fördert so die Gleitfähigkeit der Gelenke bei Bewegung. Außerdem hemmen sie die Freisetzung eines Botenstoffes (Substanz P) in den Nervenenden. Die bestehenden Vorräte an Substanz P werden entleert und die Schmerzsignale nicht mehr übertragen.

Anwendung bei Arthrose: Die Salben, Cremes, Pflaster etc. werden von außen auf die schmerzende Stelle aufgebracht. Das Capsaicin wird rasch von der Haut resorbiert, eine Wirkung tritt bereits nach drei bis fünf Minuten ein.

!

Cayennepfeffer zügelt den Appetit.

Darreichungsform: Zubereitungen mit wirksamer Capsaicindosierung sind in Form von Salben, Cremes, Tinkturen oder Pflastern (Wärmepflaster) auf dem Markt. Sie werden äußerlich angewendet.

Nebenwirkung: Cayennepfeffer zügelt den Appetit. Die Anwendung führt nahezu immer zu einer Hautreizung. Es kommt zu Juckreiz, Brennen oder Hautrötungen. Bei zu starker Wirkung kann das Präparat mit kaltem Wasser entfernt werden. Geschädigte Hautpartien und Schleimhäute dürfen keinesfalls mit capsaicinhaltigen Zubereitungen in Berührung kommen. Vorsicht ist vor allem bei der Schleimhaut des Auges geboten! Das Auge ist sehr empfindlich und kann dauerhaft geschädigt werden.

Hagebutte

Herkunft: Die Hagebutte ist die Frucht der Heckenrose, einer Wildrose. Sie wird in Europa und Asien angebaut, aber auch in Südamerika und Nordafrika hat sich die Pflanze verbreitet. Heckenrosen wachsen an Hecken und Zäunen, in Gebüschen und an Waldrändern.

Name: Der Name Hagebutte wird von den Worten Hag = dichtes Gebüsch, und Butzen = Klumpen, Batzen hergeleitet. Der Volksmund hat dem Strauch noch viel mehr Namen gegeben, beispielsweise Hagrose, Frauenrose, Dornrose, Hagebutze, Hainrose und auch Heinzerlein. Mit botanischem Namen heißt die Hagebutte *Rosa canina,* im Volksmund gibt es die Bezeichnungen Hiffe, Hifte, Mehlbeere und Rosenapfel.

Pflanze: Die Hagebutte entfaltet im Hochsommer zahlreiche weiße oder zartrosa Blüten, die jedoch hinsichtlich Pracht und Fülle nicht den Zuchtrosen gleichen. Bis zum Herbst reift ihre Frucht, die leuchtend rote Hagebutte, heran.

Geschichte: Die Hagebutte hat eine lange medizinische Tradition. So sammelte man bereits in prähistorischer Zeit Hagebutten. Dies zeigen Samenkernfunde in spätsteinzeitlichen Pfahlbauten. Die Römer verwendeten die Schalen bei Erkältungen, Rheuma und Gicht, die Samen bei Nieren- und Blasenleiden und auch bei Rheuma. Sebastian Kneipp empfahl den „Kernles-Tee" zur Linderung und Reinigung.

!

Die Hagebutte hat eine lange medizinische Tradition.

Die Geschichte der Rose selbst ist lang. Wahrscheinlich wurde sie erstmals im nördlichen Persien, am Kaspischen Meer oder am Golf von Persien kultiviert. Von dort aus gelangte sie nach Palästina, Kleinasien und Griechenland. Die Griechen schmückten ihre Soldaten mit Rosenkränzen, wenn sie siegreich vom Kampf heimkehrten. Die Rose wurde Aphrodite, der Göttin der Liebe und Schönheit, zugeordnet. Die griechische Lyrikerin Sappho prägte um 600 v. Chr. den Begriff „Königin der Blumen".

!

Schon Sebastian Kneipp empfahl den „Kernles-Tee" aus Hagebutte zur Linderung und Reinigung.

Die Römer verwendeten die Rose schließlich bei allen möglichen Anlässen. So schreibt der Dichter Horaz (1. Jh. v. Chr.), dass die Rose als Dekoration auf den Boden gestreut und so die Räume römischer Bräute schmückte. Bei den berühmten Festgelagen hatten die Römer Rosenketten um, um gegen Trunkenheit geschützt zu sein. Außerdem parfümierten sie mit Rosenblättern den Wein und das Essen. Es entstanden zuerst kleine, später sehr große Rosengärten. Die Rose wurde so zum Symbol für Wohlstand. Kaiser Nero (1. Jh. n. Chr.) schließlich musste für seine legendären Gelage Rosen aus Ägypten importieren, weil die heimische Produktion erschöpft war.

Nach dem Ende des römischen Reiches wurde erst um 800 n. Chr. wieder mit dem Rosenanbau begonnen – allerdings zu medizinischen Zwecken. Ab dem 13. Jahrhundert verwendeten die Apotheker die sogenannte Apothekerrose, aus der Rosenwasser, -saft, -paste oder -zucker zubereitet wurde.

Inhaltsstoffe: Hagebutten enthalten viel Vitamin C, außerdem die Vitamine B1, B2, K und Provitamin A in Form von Karotin. Außerdem findet man in der Hagebutte organische Säuren, Mineralien, Gerbstoffe, Flavonoide und in den Kernen Vanillin. Für die Wirkung der Hagebutte bei Gelenkschmerzen sind die Galaktolipide verantwortlich. Es handelt sich dabei um Verbindungen aus dem Zucker Galaktose und verschiedenen Fettsubstanzen. Sie sind hitzeempfindlich und nur fettlöslich. Hagebuttentee oder -marmelade besitzt folglich keine Wirkung. Für Fertigpräparate aus der Apotheke werden die Früchte schonend aufbereitet, um möglichst viel der wirksamen Inhaltsstoffe zu erhalten.

Wirkung: Wissenschaftliche Untersuchungen belegen die Wirksamkeit von Hagebuttenextrakt bei Arthrose. Ein Galaktolipid hemmt das Einwandern von weißen Blutkörperchen (Leukozyten) in den entzündeten Bereich des von der Arthrose betroffenen Gelenks und verhindert so eine weitere Schädigung des Knorpelgewebes durch die weißen Blutkörperchen.

Anwendung bei Arthrose: Das Pulver wird am besten ins Joghurt oder Müsli eingerührt, die Kapseln mit Wasser eingenommen. Am besten eignet sich eine Kur, um die Schmerzen und Beschwerden im Rahmen einer Arthrose zu lindern: Dazu wird während der ersten vier bis sechs Wochen eine Einführungsdosis von täglich fünf Gramm Hagebuttenpulver empfohlen. Bei Erfolg kann die Dosis nach drei bis sechs Monaten auf die Hälfte reduziert werden.

Darreichungsform: Hagebuttenextrakt ist als Pulver oder Kapseln in Apotheken erhältlich.

Nebenwirkung: Risiken und Nebenwirkungen sind nicht bekannt.

Bewegungstherapie

Die – gesunde – Bewegung steht auch bei einer Arthrose ganz oben. Zu viel Schonung und zu viel Ruhe sind absolut nicht angebracht. Denn schließlich stimuliert Bewegung die Produktion der Gelenkflüssigkeit, die die Gelenke schmiert. Außerdem, und das sollten Sie auf keinen Fall vergessen, wird eine eventuell notwendige Gewichtsabnahme unterstützt.

Belasten, aber nicht überlasten

Durch eine gezielte Bewegungstherapie können nicht nur die akuten, sondern auch bereits chronifizierte Schmerzen erheblich gelindert werden. Denken Sie aber immer daran: „Bewegung ja, aber immer, ohne das kranke Gelenk zu belasten!"

Befolgt man diese Regel nicht, kann schnell das Gegenteil des Gewünschten eintreten, nämlich noch mehr Schmerzen und eine noch stärkere Bewegungseinschränkung. Eine zu hohe Belastung kann auch zu Verletzungen führen und auf diese Weise eine weitere Arthrose in dem entsprechenden Gelenk initiieren. Doch eine gesunde Belastung verbessert Stabilität, Beweglichkeit, Koordination und die Kraft der Gelenke.

!

Eine gesunde Belastung verbessert Stabilität, Beweglichkeit, Koordination und die Kraft der Gelenke.

Regelmäßige gesunde Bewegung erhält oder verbessert die Gelenkfunktion, verringert Schmerzen, lenkt Sie von der Erkrankung ab und wirkt sich positiv auf Ihre Psyche und Ihr Wohlbefinden aus. Entscheidend für den Erfolg ist, dass Sie die Bewegungsübungen regelmäßig durchführen – sowohl unter Anleitung eines Physiotherapeuten als auch zu Hause.

Wie wirkt Sport auf die Gelenke?

Gesunder Sport, also Belastung und Entlastung im Wechsel,

- verbessert die Beweglichkeit,
- sorgt für eine bessere Ernährung des Gelenkknorpels und so für eine intakte mechanische Funktion,

- baut die Muskeln wieder auf und lindert Verspannungen,
- stärkt die Bänder und reduziert so die Gelenkinstabilität,
- unterstützt eine eventuell erforderliche Gewichtsabnahme.

Ein individuell abgestimmtes Krafttraining kräftigt die Muskeln des betroffenen Gelenks, die dem Gelenk wiederum mehr Stabilität geben. Aktive und passive Dehn- und Bewegungsübungen erhöhen die Beweglichkeit des Gelenks und können eine Verkürzung der Muskeln verhindern. Sollten Sie bereits verkürzte Muskeln aufweisen, können Dehnübungen helfen. Die Bewegungstherapie umfasst außerdem Koordinations- und Gleichgewichtsübungen. Doch nicht vergessen: Dehnung und Spannung nur so lange halten, wie es ohne Schmerzen möglich ist!

!

Eine halbe Stunde Bewegung täglich kann Ihre Arthrose-Beschwerden relativ rasch lindern.

Entscheidend für den Erfolg der Bewegungstherapie ist, dass sie regelmäßig stattfindet. Es nützt also nichts, nur einmal in der Woche drei Stunden zu „arbeiten“. Dagegen wird eine halbe Stunde Bewegung täglich Ihre Arthrose-Beschwerden relativ rasch lindern und so Ihre Lebensqualität trotz der bestehenden Erkrankung erheblich verbessern. Wichtig ist auch, dass Sie sich vor dem täglichen Übungsprogramm unbedingt ein paar Minuten lang aufwärmen und nach jeder Übung eine kurze Pause von einigen Sekunden einlegen.

Welche Sportarten sind empfehlenswert?

Da bei jedem Arthrose-Patienten ein anderes Gelenk in einem anderen Ausmaß betroffen ist, existieren keine allgemeinen Empfehlungen, was Bewegung und sportliche Betätigung betrifft. Auch besitzen nicht alle Menschen die gleiche Belastungs- und Leistungsfähigkeit. Letztendlich wird Ihr behandelnder Arzt zusammen mit Ihnen die am besten geeignete Sportart auswählen. Dabei sollte berücksichtigt werden, dass sie Ihnen auch Spaß bereitet! Treten während der sportlichen Betätigung Schmerzen auf, sollte die Übung beendet werden. Schmerz ist ein Warnsignal!

Generell eignen sich außer der täglichen Gymnastik klassische Ausdauersportarten wie Schwimmen, Radfahren, Skilanglauf und medizinische Trainingstherapie, aber auch gelenkschonende Aktivitäten wie Walking, Wandern und Aquajogging. Ebenso geeignet sind Tanzen und Golf, Letzteres jedoch nicht bei einer Schulterarthrose.

!

Treten während der sportlichen Betätigung Schmerzen auf, sollte die Übung beendet werden. Schmerz ist ein Warnsignal!

Nordic Walking oder Wandern eignet sich für alle Arthrose-Patienten. Im Gegensatz zu Joggen wirkt nur das 1- bis 1,5-Fache des Körpergewichts auf Hüft- und Kniegelenke. Zudem verringern die Stöcke beim Nordic Walking das auf den Gelenken lastende

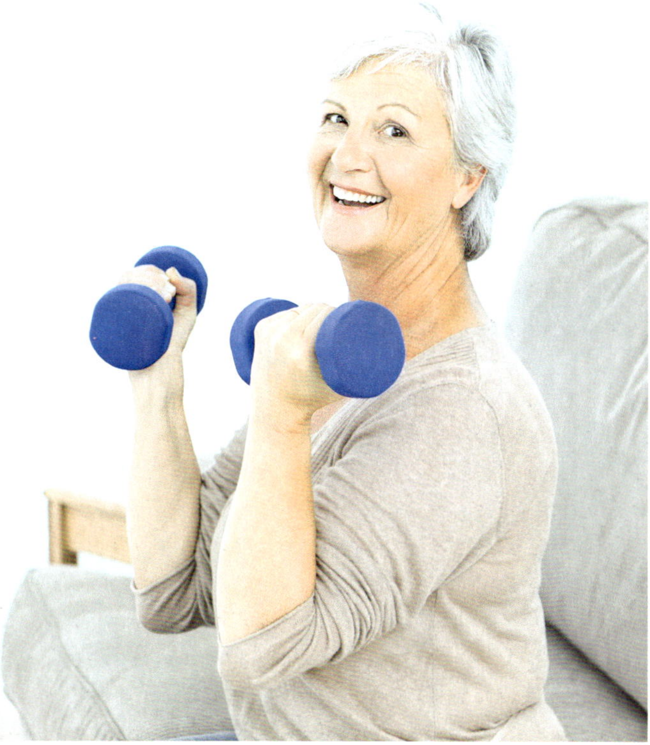

Ein individuell abgestimmtes Krafttraining kräftigt die Muskeln des betroffenen Gelenks.

Gewicht, denn das Körpergewicht wird auf vier Stützen verteilt, zwei Beine und zwei Stöcke. Geeignetes Schuhwerk (dämpfende Sohlen etc.) und eine optimale Beschaffenheit des Bodens verringern die Gelenkbelastung noch weiter.

Durch die vergleichsweise niedrige, jedoch durchaus sinnvolle Belastung der Gelenke ist Golfspielen eine fast ideale Sportart für Arthrose-Patienten. Durch nur leichte Veränderungen der Spieltechnik können sportartspezifische Bewegungsabläufe und die damit verbundenen Belastungen des Gelenks erheblich verringert werden. Sprechen Sie sich aber unbedingt vorher mit Ihrem Arzt ab! Dies gilt vor allem bei einer Arthrose des Schultergelenks.

Bei den Wintersportarten eignet sich vor allem der Skilanglauf. Die Gelenke werden bei dieser Sportart nicht überbelastet. Außerdem werden fast alle Muskeln und Gelenke bewegt. Wenn Sie jedoch an einer bereits fortgeschrittenen Hüft- oder Kniearthrose leiden und die erforderlichen Bewegungsabläufe nicht mehr durchführen können, sollten Sie sich für eine andere Sportart entscheiden.

!

Bei einer Arthrose im fortgeschrittenen Stadium eignet sich die Bewegung im Wasser.

Bei einer Arthrose im fortgeschrittenen Stadium eignet sich vor allem die Bewegung im Wasser. Der Auftrieb des Wassers reduziert die Belastung der Gelenke erheblich, die Gelenke werden geschont, die Beweglichkeit gesteigert und die Muskeln gekräftigt. Eine Wassertemperatur von rund 28 Grad verstärkt den positiven Effekt auf die Gesundheit noch. Sehr gut eignen sich Kraulschwimmen (jedoch nicht bei Schultergelenkarthrose), Rückenschwimmen (Kraultechnik) und Aquajogging. Haben Sie eine Hüft- oder Kniegelenkarthrose, verzichten Sie lieber auf das Brustschwimmen, da die Beinbewegung das Gelenk und den Bandapparat erheblich belastet.

Radfahren eignet sich für alle Arthrose-Patienten. Die Hüft- und Kniegelenke werden gleichmäßig bewegt, ohne dass das Körpergewicht die Gelenke belastet. Das Fahrrad sollte eine möglichst kleine Übersetzung haben und eine relativ hohe Trittfrequenz erlauben. Der Lenker sollte in der Höhe verstellbar sein und der Sattel so eingestellt werden können, dass Sie aufrecht sitzen können, der Kniewinkel über 90 Grad liegt, und Sie die Knie nicht durchdrücken müssen.

Aerobic- oder Gymnastikübungen können von nahezu jedem Arthrose-Patienten durchgeführt werden. Sie bestehen aus einer Kombination von Dehn-, Bewegungs- und Kräftigungsübungen für die Muskulatur der Extremitäten und des Rumpfes. Einige Übungen können auch zu Hause durchgeführt werden.

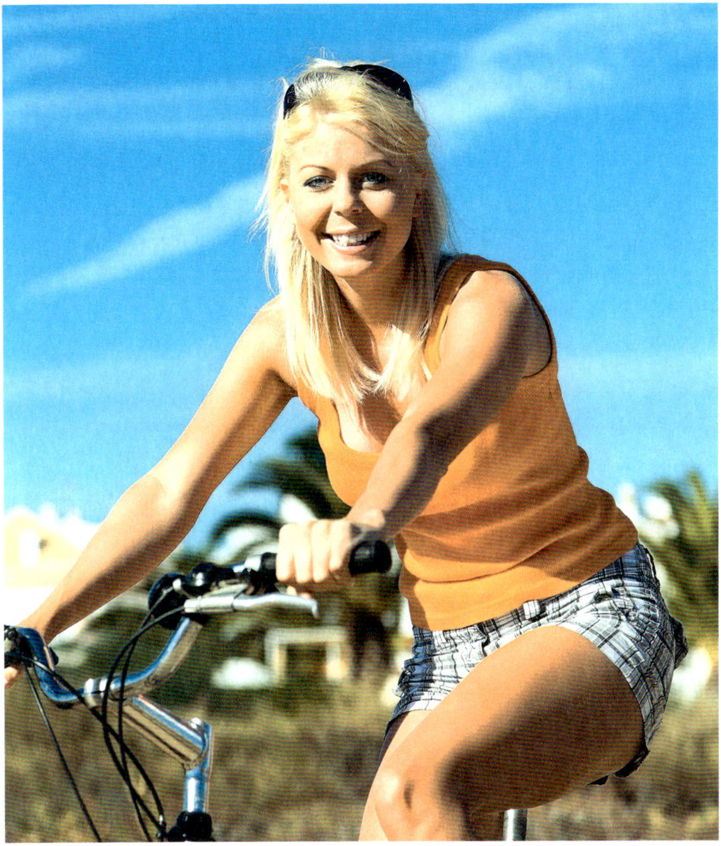

Beim Radfahren werden Hüft- und Kniegelenke bewegt, ohne dass das Körpergewicht die Gelenke belastet.

Die Medizinische Trainingstherapie (MTT) hat das Ziel, aus dem Gleichgewicht geratene Funktionen auszugleichen und zu stabilisieren, weiteren Gelenkschäden vorzubeugen sowie ein gesundheitsbewusstes Verhalten zu fördern. Dazu werden Kraftmaschinen und Gewichte eingesetzt. Ebenso führen Sie isometrische Übungen gegen einen fixen Widerstand durch. Das Trainingsprogramm beinhaltet Krafttraining, Ausdauertraining, Koordinationstraining, Dehnungstherapie und Übungsprogramme für zu Hause. Durch dieses Training werden Ausdauer und Muskelkraft gestärkt, Beweglichkeit und Koordination werden verbessert. Auch Atmung und Herzkreislaufsystem werden positiv beeinflusst.

Dehnungsübungen für zu Hause

Hüftarthrose

- In der Rückenlage die Beine anziehen und die Füße nebeneinander auf den Boden setzen.
- Die Füße auf dem Boden stehen lassen und die Beine ganz vorsichtig ohne Kraft öffnen.
- Die Stellung etwas halten, dann zurück in die Ausgangsstellung gehen.
- Die Übung nach kurzer Pause wiederholen.
- Die Gesamtdauer sollte fünf bis zehn Minuten nicht überschreiten.

Kniearthrose

- In der Rückenlage das Knie des gesunden Beines anziehen und den Fuß bequem auf dem Boden absetzen.
- Das kranke Bein strecken und etwa 30 cm anheben, bis die Ferse ungefähr 30 cm vom Boden entfernt ist.
- Dann die Fußspitze vorsichtig und nur so weit wie möglich nach vorn strecken.
- Nach sieben Sekunden zurück in die Ausgangsposition.
- Die Übung mehrere Male wiederholen.

Schulterarthrose

- Die Hände im Nacken zusammenführen, die Finger ineinanderschieben.
- Die Ellenbogen nach vorn richten, dann die Ellenbogen seitlich, so weit es geht, nach hinten strecken.
- Diese Position anfangs nur wenige Sekunden halten.
- Danach vorsichtig wieder in die Ausgangsposition zurückgehen.
- Die Übung jeden Tag mehrmals wiederholen.

Arthrose der Hände und/oder Finger

- Alle Finger in einem gut temperierten Wasserbad strecken, dann zu einer Faust ballen und erneut strecken.
- Die Übung einige Male wiederholen.

Sprunggelenkarthrose

- Entspannt auf den Rücken legen, beide Beine anziehen und die Füße bequem auf den Boden stellen.
- Die Hände unter die Oberschenkel legen, um die Spannung und Entspannung der Muskulatur besser zu spüren.
- Die Muskeln der Oberschenkel sechs Sekunden lang mit rund 70 Prozent der Maximalkraft anspannen, danach zehn Sekunden entspannen.
- Die Übung zehnmal wiederholen.

Welche Bewegungen sollten Sie vermeiden?

Sportarten mit großen Impulsbelastungen (z. B. Sprungbelastungen), extremen Bewegungen (vor allem Drehbewegungen) und abrupten Richtungsänderungen sollten Sie besser vermeiden. Dazu gehören Tennis, Squash, Fuß-, Basket-, Hand- und Volleyball, Abfahrtski und Kampfsportarten wie Judo. Aber auch Laufsportarten wie Jogging sind ungeeignet. Wenn Sie eine Arthrose der Hände und/oder Finger haben, sollten Sie auch auf Bowling oder Kegeln verzichten.

!

Meiden Sie Sportarten mit großen Impulsbelastungen, extremen Bewegungen und abrupten Richtungsänderungen.

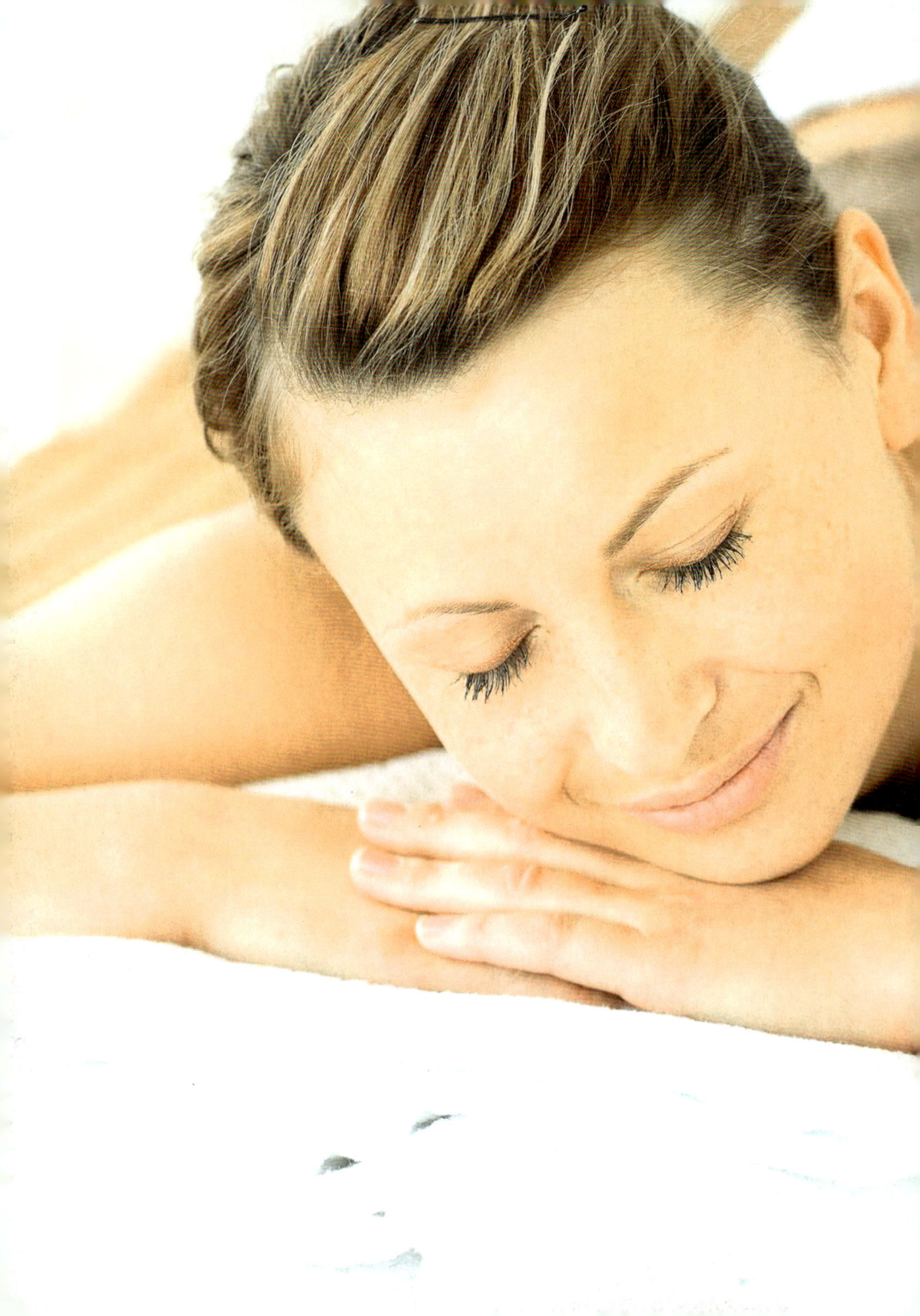

SANFTE BEHANDLUNGS-FORMEN

Neben pflanzlichen Arzneimitteln und dem richtigen Maß an Bewegung können Sie auch mit der passenden Ernährung viel zur Linderung Ihrer Beschwerden beitragen. In diesem Kapitel stellen wir Ihnen verschiedene Nahrungsmittel vor, die heilend und entzündungshemmend wirken, und geben Ihnen Anregungen für einen gesunden Ernährungsplan und das richtige Fasten. Zusätzliche Unterstützung bieten zahlreiche therapeutische Maßnahmen von Homöopathie bis TCM und bewährte Hausmittel.

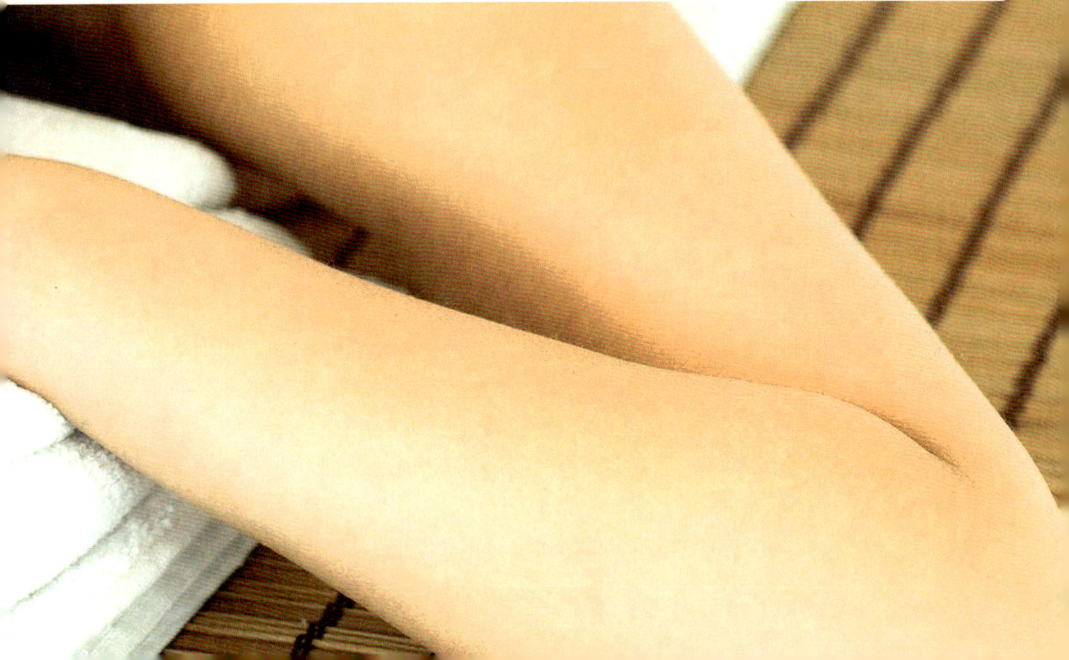

Ernährungstherapie

Neben einer erblich bedingten Veranlagung gibt es weitere Faktoren, die die Arthrose zu einer Volkskrankheit gemacht haben: eine ungesunde Lebensführung und schlechte Ernährung.

Welche Ernährung ist günstig?

Arthrose-Patienten sollten auf eine gesunde Ernährung achten. Doch was bedeutet eigentlich „gesund"? Eine spezielle Diät, die zur Heilung führt, gibt es leider nicht. Sicher ist jedoch, dass eine gesunde Ernährung sich positiv auf den Verlauf der Erkrankung auswirkt und sogar deren Fortschreiten aufhalten kann. Es gibt einige Eckpfeiler, mit denen sich eine gesunde Ernährung definieren lässt. Als Erstes gilt es, überflüssiges Gewicht zu reduzieren. Denn jedes Kilo zuviel belastet die Gelenke und verstärkt die Arthrose und somit auch die Beschwerden. Außerdem gilt: weniger Fleisch, mehr Gemüse, kein Fast Food!

Die Folgen von Übergewicht

Übergewicht belastet die Gelenke erheblich. Vor allem Knie- und Hüftgelenke leiden darunter, denn sie tragen den größten Teil des Körpergewichts. Schon fünf Kilo Übergewicht verdoppeln das Risiko einer Kniearthrose! Bereits ohne die überflüssigen Pfunde leisten die Gelenke enorme Arbeit, weil sie für Bewegung und Stabilität sorgen müssen. Durch Übergewicht nutzen sich die Gelenke schneller ab, was sich vor allem auf den Gelenkknorpel auswirkt, der dem Druck auf das Gelenk standhalten muss.

!

Reduzieren Sie zu hohe Blutzucker- und Fettwerte, da diese den Knochenstoffwechsel negativ beeinflussen und die Arthrose fördern können.

Auch zu hohe Blutzucker- und Fettwerte gilt es zu reduzieren, da diese ebenfalls den Knochenstoffwechsel negativ beeinflussen und auf diesem Weg die Arthrose fördern können. Außerdem sollten Sie auf Lebensmittel, die Arachidonsäure enthalten, verzichten. Diese Säure kommt vor allem in fetten Nahrungsmitteln tierischen Ursprungs vor und kann Entzündungen verstärken und fördern.

Auch sollten Sie eine Ernährung wählen, die eine hohe Konzentration an Fischölen (vor allem Omega-3-Fettsäuren), viel Vitamin C aus Obst und Gemüse sowie Antioxidanzien wie Vitamin E enthält, das sich beispielsweise in pflanzlichen Ölen, Getreide und Nüssen findet. Vergessen Sie nicht: Ein Stoffwechsel, der durch eine ausgewogene Ernährung ausgeglichen und intakt ist, unterstützt die Versorgung des Knorpels mit den wichtigen Nährstoffen. Durch eine Ernährungsumstellung lässt sich zwar eine Arthrose nicht heilen, aber durch die Beachtung nur weniger Regeln können Sie der Entwicklung einer Arthrose vorbeugen bzw. das Fortschreiten der Erkrankung verzögern.

Tipps für eine gesunde Ernährungsumstellung

- Essen Sie mehrmals täglich Obst und Gemüse und achten Sie dabei auf möglichst viele unterschiedliche Obst- und Gemüsearten.
- Reduzieren Sie den Konsum von Fleisch und Eiern, essen Sie stattdessen ein- bis zweimal pro Woche Fisch.
- Trinken Sie ausreichend, und zwar pro Tag etwa 30 ml pro kg Körpergewicht. Meiden Sie dabei stark zuckerhaltige Getränke wie Limonaden oder Eistee und greifen Sie lieber zu Mineralwasser, ungesüßten Kräuter- und Früchtetees und Saftschorlen.
- Verringern Sie Ihren Alkoholkonsum.
- Essen Sie vermehrt Vollkornprodukte (Vollkornnudeln, Vollkornreis, Vollkornbrot).
- Lassen Sie Fett weg: Achten Sie besonders auf versteckte Fette in Wurst, Gebäck, Fast Food und Fertiggerichten.
- Verwenden Sie pflanzliches Fett (Rapsöl und andere) anstelle von tierischem Fett.

!

Um das Säure-Basen-Gleichgewicht des Körpers herzustellen und aufrechtzuerhalten, ist eine ausgewogene Ernährung wichtig.

Der Säure-Basen-Haushalt

Vielleicht fragen Sie sich nun, inwiefern die Ernährung Ihre Arthrose-Erkrankung beeinflussen kann. Die Antwort liegt im sogenannten Säure-Basen-Haushalt. Dabei handelt es sich um einen Regelkreis im Körper, der den pH-Wert des Blutes konstant hält. Säuren und Basen bilden sich im Rahmen von Stoffwechselvorgängen in den Zellen, werden aber auch mit der Nahrung aufgenommen. Wichtig ist, dass Säuren und Basen in einem ausgewogenen Verhältnis zueinander stehen. In den meisten Körperregionen liegt ein neutrales oder leicht basisches Milieu vor. Eine Ausnahme bilden hier nur der Magen, dessen Säure für die Verdauungsprozesse benötigt wird, und die Haut, deren saures Milieu vor dem Eindringen von Bakterien, Viren etc. schützt.

Säuren und Basen

Bei Säuren handelt es sich um chemische Verbindungen, die positiv geladene Wasserstoff-Ionen (H+) abspalten bzw. die Protonen an eine Base abgeben können. Je mehr, desto stärker ist die Säure. Sie senken den pH-Wert einer Lösung.

Bei Basen handelt es sich um chemische Verbindungen, die über Hydroxid-Ionen-Gruppen (OH-) Wasserstoff-Ionen von einer Säure aufnehmen können. Sie erhöhen den pH-Wert einer Lösung.

Der pH-Wert (Stärke des Wasserstoffs) ist ein Maß für den Gehalt an Wasserstoff-Ionen in einer wässrigen Lösung. Mit Indikatorpapier lässt sich der pH-Wert messen. Man bestimmt bei dem Messvorgang die Wasserstoff-Ionen-Konzentration einer Lösung. Der normale pH-Wert liegt beim Menschen zwischen 7,35 bis 7,45.

Mit verschiedenen Mechanismen – sogenannten Puffersystemen – kann der Körper einen Säureüberschuss ausgleichen sowie das empfindliche Gleichgewicht zwischen Säuren und Basen herstellen und erhalten. Gelingt dies nicht, können Stoffwechselprozesse beeinträchtigt werden und Krankheiten entstehen.

„Gute basische" Nahrungsmittel bei Arthrose:

- Salate
- Gemüse (vor allem Lauch, Knoblauch, Zwiebeln)
- Obst (keine Erdbeeren)
- Dinkelprodukte
- Vollkornbrot
- Hirse
- Kartoffeln
- Naturreis
- Kaltwasser- oder Seefisch
- Pflanzenöle wie Raps-, Soja-, Sonnenblumen- oder Olivenöl
- Milchprodukte (Magerstufe)
- Kräuter- und Früchtetees
- Mineralwasser

„Schlechte saure" Nahrungsmittel bei Arthrose:

- tierische Fette
- Erdbeeren
- Spargel
- Tomaten
- Fertiggerichte
- Weizenbrot
- Sahne
- fettreicher Käse
- Alkohol
- Lebensmittel mit gesättigten Fettsäuren (Butter, Sahne, Vollfettkäse etc.)
- gehärtete (Pflanzen-)Fette
- fleischlastige Ernährung
- Wurst
- Kaffee
- schwarzer Tee
- Zucker bzw. Süßigkeiten

Um das Säure-Basen-Gleichgewicht des Körpers herzustellen und aufrechtzuerhalten, ist eine ausgewogene Ernährung wichtig. Ausgewogen bedeutet jedoch nicht, dass Sie „negative" Nahrungsmittel völlig meiden sollen – verwenden Sie sie einfach sparsamer.

Entzündungshemmende Nahrungsmittel

!

Bevorzugen Sie eine Ernährung, die entzündungshemmende Nahrungsmittel enthält.

Entzündungen sind eigentlich eine natürliche Antwort des Organismus auf beispielsweise Stress oder eingedrungene Erreger. Doch auch negative Lebensgewohnheiten wie zu hoher Alkoholkonsum oder eine zu fette und fleischlastige Ernährung können zu unterschwelligen dauerhaften Entzündungen führen. Im Rahmen einer Arthrose können Entzündungen des betroffenen Gelenks auftreten. Kommt eine ungesunde, entzündungsfördernde Lebensführung hinzu, können sich die Entzündungen verstärken. Bevorzugen Sie daher eine Ernährung, die entzündungshemmende Nahrungsmittel enthält.

Leider essen wir viel zu oft Lebensmittel, die Auszugsmehle, raffinierten Zucker, tierisches Eiweiß und gehärtete Fette enthält. All diese Lebensmittel stehen für eine übersäuernde Ernährung, die mit einem Vitamin- und Mineralstoffmangel verbunden ist und den Säure-Basen-Haushalt aus dem Gleichgewicht bringt. Entzündliche Reaktionen sind die Folge.

Stellen Sie Ihre Nahrung nicht nur auf entzündungshemmende Lebensmittel um, sondern verzichten Sie auch aktiv auf entzündungsfördernde Lebensmittel. Dazu zählen vor allem industriell verarbeitete Nahrungsmittel aller Art, Zusatz- und Konservierungsstoffe, aber auch Milchprodukte und glutenhaltige Getreideprodukte in größeren Mengen. Die beiden Letzteren können sehr entzündlich wirken und außerdem zur Übersäuerung und Schleimbildung beitragen. Reduzieren Sie auch Fleisch und Wurst, da sie sehr viel Arachidonsäure enthalten.

Damit chronische Entzündungen gelindert werden bzw. erst gar nicht auftreten, sollten Sie eine Ernährung wählen, die auf basischen Lebensmitteln beruht (siehe oben) und gesunde Vitalstoffe enthält. Dazu gehören Vitamin A, Vitamin C und Vitamin E, Kupfer, Selen, Zink und vor allem Omega-3-Fettsäuren. Im Folgenden erläutern wir Ihnen die bei Arthrose geeigneten Nahrungsmittel.

Reines Quellwasser

Ein wichtiger Baustein einer gesunden und entzündungshemmenden Ernährung ist Trinkwasser, das aus reinem Quellwasser gewonnen wird. Für einen ausgewogenen Säure-Basen-Haushalt empfiehlt sich das regelmäßige Trinken ausreichender Mengen eines mineralstoffreichen, fluoridfreien Wassers mit einem hohen (basischen) pH-Wert. Regelmäßiges Trinken garantiert den reibungslosen Ablauf verschiedener Körperfunktionen. Außerdem wird der Organismus von entzündungsfördernden Stoffen befreit.

!

Der Mensch benötigt täglich zwei bis drei Liter Wasser.

Gemüse – eine Wunderwaffe gegen Entzündungen

Gibt es neue Hoffnung für Arthrose-Patienten? Die Ergebnisse einer britischen Studie sprechen dafür. Forscher fanden im Brokkoli einen Wirkstoff, der zumindest den Krankheitsverlauf verlangsamen kann. Es handelt sich um das Senföl Sulforaphan, das beim Verzehr von Kreuzblütengewächsen freigesetzt wird. Man findet es unter anderen in Rosenkohl und anderen Kohlsorten, die höchste Konzentration liegt im Brokkoli vor.

In der Studie erhielten Mäuse sulforaphanreiches oder normales Futter. Es konnte festgestellt werden, dass die Knorpel und Gelenke der Mäuse mit Senfölfutter weniger geschädigt waren als die der Mäuse, die normale Nahrung bekommen hatten. Die Wissenschaftler erweiterten die Untersuchungen auf menschliches Knorpelgewebe und konnten den positiven Effekt bestätigen. Demnächst sollen 40 Arthrose-Patienten vermehrt Brokkoli und Sulforaphan zu sich nehmen. Die Forscher erhoffen sich damit einen Durchbruch in der Behandlung der schmerzhaften Arthrose.

!

Ein hoher Anteil vegetarischer Lebensmittel mit vielen Früchten und Gemüse hat eine schützende Wirkung auf den Knorpel.

In einer anderen Studie wurde ebenfalls der Einfluss der Ernährung auf eine Hüftarthrose untersucht. Es zeigte sich, dass ein hoher Anteil vegetarischer Lebensmittel mit vielen Früchten und Gemüse eine schützende Wirkung auf den Knorpel hat. So wiesen Frauen im Alter von 44 bis 70 Jahren, die sich hauptsächlich vegetarisch ernährten, deutlich seltener eine Hüftgelenkarthrose auf als Personen, die eine fleischreiche Ernährung bevorzugten. Die Forscher fanden außerdem, dass dieser knorpelschützende Effekt unabhängig vom Körpergewicht ist und auf dem hohen Anteil an Lauchgemüse, Zwiebeln und Knoblauch in der Ernährung beruht. Verantwortlich dafür ist wohl der besondere Wirkstoff Diallyldisulfid, der in diesen Gemüsesorten enthalten ist. Im Labor wurde die knorpelerhaltende Wirkung dieser Substanz belegt.

Braunalgen

Braunalgen wie Kombu, Wakame und Arame enthalten eine hohe Konzentration an Fucoidan, einem komplexen Kohlenhydrat, dem entzündungs- und krebshemmende Eigenschaften zugeschrieben werden. Die in den Braunalgen enthaltenen Ballaststoffe reinigen den Verdauungstrakt und unterstützen den Fettstoffwechsel.

Zwiebeln und Knoblauch

Die gesundheitsfördernde Wirkung beider Gemüse beruht auf den in ihnen enthaltenen Schwefelverbindungen. Zwiebeln – übrigens wirken rote Zwiebeln deutlich stärker als weiße – steuern zur Entzündungsabwehr das Schwefelmolekül Onionin A und das Antioxidans Quercetin bei, Knoblauch die Schwefelverbindung Allicin. Die Substanz stimuliert die Schutzmechanismen des Immunsystems gegen verschiedene Krankheitserreger.

Kirschen

Kirschen wirken ungefähr zehnmal stärker gegen Entzündungen als die im Aspirin enthaltene Acetylsalicylsäure. Nach aktuellen Forschungen gelten die roten Früchte sogar als die potentesten Entzündungshemmer, die uns die Natur bieten kann. Als dafür verantwortlicher Inhaltsstoff wurde der Pflanzenfarbstoff Anthocyan identifiziert, der zur Gruppe der Flavonoide gehört und oxidative Prozesse im Körper blockiert.

!

Kirschen wirken zehnmal stärker gegen Entzündungen als Acetylsalicylsäure.

Omega-3-Fettsäuren

Die im Rahmen einer Arthrose auftretenden Entzündungsprozesse sind nicht nur schmerzhaft, sie beeinträchtigen auch die Qualität der Gelenkflüssigkeit erheblich. Der Grund: Nährstoffe fehlen, die Schmierfähigkeit geht zurück. Dadurch wiederum erhöht sich der Abrieb, was neue Entzündungen verursachen kann. Es entsteht also ein Teufelskreis, der durch die hauptsächlich aus tierischer Nahrung stammenden Arachidonsäure – eine Omega-6-Fettsäure – aufrechterhalten und stimuliert wird.

Eine besondere Rolle bei der Ernährung von Arthrose-Patienten spielen Omega-3-Fettsäuren. Sie werden im Körper zu Eicosapentaensäure (EPA) umgewandelt. Diese wiederum konkurriert mit der Arachidonsäure, einer Omega-6-Fettsäure, die wesentlich am Entzündungsgeschehen beteiligt ist, um dieselben Enzyme und verhindert die Bildung der entzündungsvermittelnden Stoffe aus Arachidonsäure. Daher hilft eine Ernährung, die arm an Arachidonsäure und reich an Omega-3-Fettsäuren ist, bei der Reduktion der Entzündungsprozesse im Körper.

!

Die Wirksamkeit von Omega-3-Fettsäuren konnte in verschiedenen Schmerzstudien und Modellversuchen nachgewiesen werden.

Omega-3-Fettsäuren sind also die natürlichen Gegenspieler der Arachidonsäure. Ihre Wirksamkeit konnte in verschiedenen Schmerzstudien und Modellversuchen nachgewiesen werden. Sie sind in Fisch – vor allem Seefisch wie Lachs, Hering und Makrele –, Nüssen und einigen Pflanzenölen (z. B. Walnussöl) enthalten.

Vitamine, Mineralstoffe, Spurenelemente

Eine Ernährung, die reich an Vitaminen (vor allem den Vitaminen C, D und E), Mineralstoffen und Spurenelementen ist, senkt zwar nicht das Risiko, an einer Arthrose zu erkranken, sie hilft aber deutlich, das Fortschreiten der Erkrankung aufzuhalten.

In den befallenen Gelenken üben freie Radikale vermehrt ihr zerstörerisches Werk aus, und die antioxidative Wirkung der Vitamine kann sie daran hindern. Fehlt Vitamin D, ist der Stoffwechsel des Knochens beeinträchtigt; er vermag dann nicht den krankhaften Veränderungen gegenüber genügend Widerstand aufzubringen. Vitamin E führt hier zu einer deutlichen Verbesserung der Beschwerden.

Vitamine

Der Effekt der **B-Vitamine** auf Schmerzen wurde vielfach untersucht. Diese Vitamine können die Impulsübertragung an den Nervensträngen hemmen und die Produktion körpereigener schmerzdämpfender Botenstoffe steigern. Auf diese Weise können B-Vitamine die Therapie mit synthetischen Schmerzmitteln verkürzen bzw. deren benötigte Menge vermindern. So wurde in klinischen Studien mit B-Vitaminen eine deutliche Verbesserung der Wirkung von nicht-steroidalen Antirheumatika erreicht, und der Schmerzmittelverbrauch ging zurück.

Zu den für Arthrose-Patienten wichtigen B-Vitaminen gehören in erster Linie Vitamin B3 (Niacin). Es wirkt entzündungshemmend und unterstützt den Zellaufbau. Auch Folsäure verkürzt die Schmerztherapie, indem sie die Produktion körpereigener schmerzdämpfender Botenstoffe steigert.

Jede Entzündung, auch die im Rahmen einer Arthrose, ist durch die Anwesenheit von schädlichen Sauerstoffradikalen gekennzeichnet. Gegenspieler dieser Sauerstoffradikale sind die **Vitamine C und E.** Man nennt diese Vitamine auch Antioxidanzien. Sie sind hauptsächlich in Gemüse, Obst, Vollkornprodukten und Nüssen etc. enthalten. Darüber hinaus können Vitamin C und Vitamin E Schmerzen lindern, speziell bei Rücken- und Muskelschmerzen. Vitamin C kann außerdem bestimmte Eiweißstrukturen (Kollagen) in den Gelenken stabilisieren.

Vitamin E gehört zu den fettlöslichen Vitaminen und wirkt stark antioxidativ. Dadurch schützt das Vitamin die Zellen vor dem Zerfall. Vitamin E unterstützt den Regenerationsprozess des Knorpels bei Arthrose. Zudem wirkt es direkt am betroffenen Gelenk einer Entzündung im Rahmen einer aktivierten Arthrose entgegen und verlangsamt deren Fortschreiten. Darüber hinaus bekämpft es die sogenannten freien Radikale, die den Gelenkknorpel angreifen können und Entzündungen fördern. Vitamin E hemmt zusätzlich Enzyme und Botenstoffe, die eine Entzündung aktivieren und unterstützen können.

Es gibt Studien zu Vitamin E, die seine Wirksamkeit bei Arthrose-Patienten belegen. Es zeigte sich, dass täglich 500 mg Vitamin E genauso gut wirken wie das Schmerzmittel Diclofenac. Bei gleichzeitiger Gabe von Vitamin E, dem Spurenelement Selen und Omega-3-Fettsäuren verringerte sich der Bedarf an Schmerzmitteln um 62 Prozent und an Cortison um 34 Prozent.

!

Studien zu Vitamin E belegen die Wirksamkeit bei Arthrose.

Vitamin D (Cholecalciferol) ist unmittelbar am Knochenstoffwechsel beteiligt. Mit Hilfe von Vitamin D wird Kalzium in den Knochen eingebaut. Auf diese Weise trägt das Vitamin zur Knochenstabilität bei. Ein Vitamin-D-Mangel beeinträchtigt den Knochenstoffwechsel, weshalb dieser die krankhaften Veränderungen nicht mehr regulieren kann.

Vitamin D wird in der Haut gebildet, allerdings nur dann, wenn die Haut dem Sonnenlicht ausgesetzt ist. Allgemein gilt: Wer sich von März bis September zwei- bis dreimal pro Woche für fünf bis 30 Minuten der Sonne aussetzt, baut ausreichend Vita-

!

Lediglich 20 Prozent des täglichen Vitamin-D-Bedarfs lassen sich über die Nahrung decken.

min D auch für einen sonnenarmen Winter auf. Die Zufuhr über die Nahrung ist deutlich schwieriger. Lediglich 20 Prozent des täglichen Vitamin-D-Bedarfs lassen sich über die Nahrung decken. Hauptlieferanten sind Fisch, Fleisch, Eigelb, Leber, Butter, Pilze.

Vitamin K – eher bekannt für seine Wirkung auf die Blutgerinnung – wirkt auch auf den Knochenbau. So beeinträchtigt ein Vitamin-K-Mangel die Knorpel- und Knochenbildung und unterstützt die Entwicklung bzw. das Fortschreiten einer Arthrose. Tägliche empfohlene Zufuhr: mindestens 65 µg für Frauen und 80 µg für Männer.

Mineralstoffe

Ein weiterer Baustein einer gesunden Ernährung ist eine ausreichende und ausgewogene Mineralstoffversorgung, denn auch Mineralstoffe wirken entzündungshemmend. Aus naturheilkundlicher Sicht geht eine Arthrose immer mit einem Mineralstoffmangel einher. Deshalb sollten sich Sie sich mit qualitativ guten Mineralstoffen versorgen. Bei Mineralstoffen handelt es sich um anorganische Substanzen, die unter anderem für die Funktion von Knochen, Muskeln und Nerven wichtig sind. Da der Körper die Mineralstoffe nicht selbst herstellen kann, müssen sie mit der Nahrung aufgenommen werden.

!

Mineralstoffe kann der Körper nicht selbstständig herstellen.

An erster Stelle steht hier Magnesium, denn ein Magnesiumdefizit kann die Entstehung chronischer Entzündungen fördern. Magnesium bietet auch einen effektiven Schutz vor freien Radikalen. Zu den Lebensmitteln mit einem hohen Magnesiumgehalt gehören beispielsweise Amaranth, Hirse, Vollkornreis, Sonnenblumenkerne, Mandeln, Meeresalgen, Mangold, Spinat, Brennnessel, Basilikum und Salbei.

Zu den Mineralstoffen zählen außerdem Natrium, Kalium, Kalzium, Magnesium, Chlorid und Phosphat. Für den Knochenaufbau und damit auch für den Aufbau der Gelenke erforderlich ist der Mineralstoff Kalzium. In der Regel lässt sich der tägliche Kalziumbedarf problemlos über die Ernährung decken, wobei Milch und Milchprodukte die Hauptquellen sind. Doch Kalzium wirkt nur in Anwesenheit von Vitamin D (siehe oben).

Ebenso wichtig ist der Mineralstoff Kalzium, der elementare Baustoff für die Knochen. Hochwertige Kalziumlieferanten sind unter anderem Milch und Milchprodukte wie Käse oder Joghurt. Zwar ist heutzutage eine Mangelversorgung eher selten, doch eine ausreichende Kalziumzufuhr allein reicht nicht aus. Wichtig ist auch, dass das mit der Nahrung aufgenommene Kalzium optimal verwertet werden kann. Dafür wiederum ist Vitamin D notwendig.

!

Kalzium ist der elementare Baustoff für die Knochen.

Spurenelemente

Als Spurenelemente werden diejenigen Mineralstoffe bezeichnet, die der Körper nur in sehr geringen Mengen – also in Spuren – benötigt. Trotzdem sind auch sie lebensnotwendige Elemente. Die im Rahmen einer Ernährung bei Arthrose wichtigen Spurenelemente sind:

Zink: Es wirkt unter anderem am Aufbau von Kollagenfasern mit und ist enthalten in vielen Enzymen und Hormonen. Bei einem Zinkmangel können natürlich ablaufende Reparaturvorgänge im geschädigten Gelenk nicht ablaufen. Enthalten in Schalentieren und Weizenkeimen.

Selen: Ein Radikalfänger, beteiligt am Stoffwechsel der Schilddrüse. Enthalten in Graupen, Gurken und Paranüssen.

Fluorid: Es ist notwendig für die Mineralisation von Knochen und Zähnen. Enthalten in Sardinen und schwarzem Tee, Speisesalz, Wasser und Milch.

Mangan: Ein Enzymbestandteil, wichtig für die Bildung von Bindegewebe. Enthalten in Bananen und Roter Bete.

Freie Radikale
Freie Radikale sind aggressive Verbindungen, die bei verschiedenen Stoffwechselprozessen im Körper entstehen. Sie greifen den Gelenkknorpel an und können so den Abbau beschleunigen.

Trennkost

Eine vielfach angewendete Methode zur Reduktion von Übergewicht ist die Trennkost, die manchmal als begleitende Ernährungstherapie empfohlen wird. Der Arzt Howard Hay ging zu Beginn des 20. Jahrhunderts davon aus, dass falsche Ernährung für Zivilisationskrankheiten wie Rheuma und Krebs verantwortlich ist und dass sie durch die richtige Ernährung wieder geheilt werden können. Die Trennkost basiert auf der Annahme, dass Kohlenhydrate und Eiweiße nicht gleichzeitig verdaut werden können und die Mischung der beiden Nährstoffe in einer Mahlzeit zur Übersäuerung des Körpers führt. Nach Hay sollte die Ernährung zu 80 Prozent aus Basen- und lediglich zu 20 Prozent aus Säurebildnern bestehen.

Von der Vollwertkost unterscheidet sich die Trennkost lediglich durch das Prinzip der Trennung von Eiweiß und Kohlenhydraten bei den einzelnen Mahlzeiten. Zucker gehört in die Gruppe der kohlenhydratrreichen Nahrungsmittel, weshalb Schokolade, Kuchen, Plätzchen und Co., die auch Eiweiß enthalten, die Ausnahme bleiben müssen. Auch kleine Zwischenmahlzeiten sind nicht erlaubt, weil der Magen-Darm-Trakt diese Zeit für die Verdauung der vergangenen Mahlzeiten benötigt.

Ein Vorteil dieser Ernährungsform ist, dass eine Gewichtszunahme wohl nicht zu erwarten ist. Im Gegensatz zu den meist einseitigen „Diäten" bietet die Trennkost alle notwendigen Vitamine, Mineralstoffe und Spurenelemente sowie alle weiteren Stoffe, die man benötigt. Für Menschen, die eine besonders kalorienreiche Ernährung benötigen, ist die Trennkost nicht zu empfehlen. Diabetiker sollten sich vor der Umstellung der Ernährung unbedingt mit Ihrem Arzt besprechen.

Heil- oder therapeutisches Fasten

Um es gleich vorwegzunehmen: Heilfasten bedeutet nicht, über einen bestimmten Zeitraum auf jegliche Nahrung zu verzichten. Ein solches Fasten würde sich unweigerlich sehr negativ auf die Stoffwechselsituation nicht nur von Arthrose-Patienten auswirken, und die Beschwerden würden sich noch verstärken. Vom Heilfasten, das sich durch eine geringe, aber spezifizierte Nährstoffzufuhr unterhalb einer Nahrungsenergiezufuhr von 500 kcal pro Tag und eine umfangreiche ärztliche Versorgung auszeichnet, grenzen sich die sogenannten Null- und Crashdiäten, die die Gesundheit schädigen, scharf ab.

!

Durch das Fasten wird die Durchblutung verbessert, sodass die Gelenke besser mit Nährstoffen versorgt werden.

Eine schwere Arthrose, bei der bereits die Knorpelsubstanz weitestgehend zerstört ist, kann durch Heilfasten zwar nicht mehr geheilt werden. Die Patienten berichten jedoch von deutlich weniger Schmerzen, wahrscheinlich aufgrund der erzielten Gewichtsreduktion. Außerdem wird die Durchblutung durch das Fasten verbessert, sodass die Gelenke auch besser mit Nährstoffen versorgt werden. Größere Beobachtungsstudien und Erfahrungen in fast allen spezialisierten Fastenkliniken kamen zu ähnlichen Ergebnissen. Es zeigte sich, dass Heilfasten auch bei chronischen Schmerzerkrankungen des Bewegungsapparates einen deutlichen positiven Effekt aufweist. Zum Teil beruht diese Wirkung wohl auch auf den nach einer Fastentherapie neuen gesunden Ernährungsgewohnheiten und einem neuen gesundheitsfördernden Lebensstil. Außerdem können viele Patienten nach einer Fastenkur die Dosis ihrer NSAR erheblich reduzieren.

!

Viele Patienten können nach einer Fastenkur die Dosis ihrer NSAR erheblich reduzieren.

Heilfasten – eine lange Tradition

Fasten, definiert als der freiwillige und zeitlich begrenzte Verzicht auf feste Nahrung und Genussmittel, hat eine lange kulturelle und hauptsächlich religiöse Tradition. Der Verzicht auf feste Nahrung galt vor allem der Vertiefung der religiösen und spirituellen Gedanken. Fastentage bzw. zeitlich definierte Fastenzeiten werden auch heute noch von Anhängern vieler Religionen (z. B. die Fastenzeit vor Ostern, das jüdische Fest Yom Kippur oder der Ramadan im Islam) praktiziert. Allerdings sind die Fastenvorschriften heute deutlich gelockert und erinnern nur noch entfernt an die ursprünglichen Fastenrituale.

Fasten früher und heute

Die Basis des Stoffwechsels des Menschen und überhaupt aller Lebewesen auf dieser Erde bildet das aufgrund der unterschiedlichen Jahreszeiten schwankende Nahrungsangebot. Dies führte dazu, dass Mensch und Tier sich für eventuelle Hungerzeiten ein gewisses Depot an Mikro- und Makronährstoffen anlegen und bei Bedarf freisetzen können. Dadurch wurde in harten Zeiten das Überleben gesichert. Heute stützen viele wissenschaftliche Untersuchungen die Hypothese, dass zeitlich begrenztes Fasten nicht nur einen spirituellen Sinn hat, sondern auch Krankheiten lindern sowie die Gesundheit fördern kann. So ist das therapeutische bzw. Heilfasten seit dem 20. Jahrhundert auch in die Medizin integriert.

> **!** Zeitlich begrenztes Fasten kann Krankheiten lindern.

Eine Heilfastenkur ist nach Meinung der Befürworter ein wirksames Mittel, um einigen Krankheiten vorzubeugen, sie zu lindern oder sogar ganz zu beseitigen. Dazu gehören beispielsweise Rheuma, Arthrose, Osteoporose, Magen-Darm-Erkrankungen, Migräne, Hauterkrankungen, Allergien, Schlafstörungen und depressive Verstimmungen.

Heilfasten – egal nach welcher Methode – beruht immer auf ähnlichen Annahmen: Aufgrund der vermehrten Flüssigkeitsaufnahme während des Heilfastens und das durch die geringe Nahrungsmenge entlastete Verdauungssystem kann sich der Körper von beim Stoffwechsel anfallenden Abfallprodukten, sogenannten „Schlacken“, befreien. Diese können bei der Entstehung von Krankheiten eine Rolle spielen.

Wie wird gefastet?

In der Praxis läuft Heilfasten immer ähnlich ab: Nach einem ausführlichen Gesundheitscheck durch den Arzt bestehen die ersten Tage des Fastens, die sogenannten Entlastungstage, aus der Aufnahme von Obst oder Reis. Auf schwer verdauliche Nahrungsmittel wie fettes Fleisch, Süßigkeiten etc. und Genussmittel wird bereits verzichtet. Es folgt eine recht unangenehme Prozedur, nämlich die völlige Entleerung des Darms, am besten mit einem natürlichen Abführmittel wie in Wasser aufgelöstem Glaubersalz. Auf diese Weise verschwindet auch das Hungergefühl, das Heilfasten wird dadurch viel leichter.

Nun geht das Fasten richtig los. Beim strengen Heilfasten gibt es nur Wasser, Kräuter- und Früchtetees, Gemüsebrühen sowie Obst- und Gemüsesäfte. Beim modifizierten Fasten wie nach Buchinger gibt es auch noch andere Nahrung wie Honig oder Buttermilch. Entscheidend ist, dass man pro Tag mindestens drei Liter Flüssigkeit aufnimmt. Während des Heilfastens sind natürlich keine sportlichen Höchstleistungen notwendig, aber gemäßigtes Walking, Schwimmen oder Radfahren bringen den Kreislauf in Schwung. Je nach Konstitution dauert das Heilfasten sieben bis 28 Tage.

!

Beim strengen Heilfasten gibt es nur Wasser, Kräuter- und Früchtetees, Gemüsebrühen sowie Obst- und Gemüsesäfte.

Die Beendigung des Heilfastens, das sogenannte Fastenbrechen, beginnt in der Regel mit dem langsamen Essen eines Apfels. So wird einer Überlastung des Magen-Darm-Systems vorgebeugt. Nach einigen Stunden gibt es kleine Portionen von Reis,

Kartoffelbrei oder anderen leicht verdaulichen Nahrungsmitteln. Um den Körper nach dem Heilfasten wieder an die übliche Nahrung zu gewöhnen, sind mehrere Aufbautage nötig.

Strenges Heilfasten, große Herausforderung
Vor allem die sehr strengen Formen des Heilfastens bedeuten für den Fastenden eine große Herausforderung. Aufgrund der erheblichen Beanspruchung des Körpers fühlt man sich an manchen Tagen alles andere als vital, man wird eher von Fastenkrisen heimgesucht, die sich durch Schwindelgefühle, Kopfschmerzen, Fieber, Gliederschmerzen, starke Müdigkeit und Unlustgefühle äußern. An solchen Tagen sollte sich der Fastende möglichst schonen und ausruhen.

!

Heute haben sich vor allem die Fastenmethoden nach Otto Buchinger und F. X. Mayr durchgesetzt.

Heute haben sich bei uns vor allem die Fastenmethoden nach Otto Buchinger (1935) und F. X. Mayr (1921) bzw. die modifizierten Varianten wie das Molkefasten und das Schleimfasten durchgesetzt. Beide Methoden eignen sich auch, wenn Sie an einer Arthrose leiden.

Das Buchinger-Fasten

Der deutsche Arzt Otto Buchinger entwickelte ein umfassendes multidisziplinäres Konzept für eine stationäre Fastentherapie. Die wesentlichen Kennzeichen sind:

- eine Fastendauer nach ärztlicher Verordnung zwischen sieben und 28 Tagen, in der klassischen Form zwischen 14 bis 21 Tage inklusive Einführung und Aufbauphase,
- eine tägliche Nahrungsenergiezufuhr von etwa 250–300 kcal durch Gemüsebrühe (0,25 l), Obst oder Gemüsesäfte (0,25 l), Honig (30 g), reichlich kalorienfreie Flüssigkeit (mindestens 2,5 l) wie Kräuter- und Früchtetees und Wasser,
- Verzicht auf Genussmittel wie Kaffee und Nikotin,
- begleitende Bewegungstherapie, physikalische Therapien,

- Förderung der Ausscheidungsvorgänge über den Darm (abführende Salze, Einläufe), die Leber (unter anderem Leberwickel), die Nieren (Trinkmenge), die Lungen und die Haut,
- sorgfältiger Kostaufbau und Hinführung zu einem gesunden Lebensstil.

Variationen des Buchinger-Fastens

- Zugabe von Buttermilch für längere Fastendauern
- Molkefasten (täglich 0,5 Liter Kurmolke)
- Schleimfasten (Hafer oder Buchweizen; insbesondere bei Magenempfindlichkeit)

Die Milch-Semmel-Kur nach Dr. F. X. Mayr

Eine Fastenform, bei der nur auf bestimmte feste Nahrungsmittel verzichtet wird, ist die von dem österreichischen Arzt F. X. Mayr entwickelte Milch-Semmel-Kur – ein ganzheitliches Ernährungskonzept, das den Darm regeneriert und den Weg zu einer natürlichen und bewussten Lebensweise aufzeigt. Seiner Meinung nach beruhen Gesundheit und Wohlbefinden auf einer gesunden Verdauung. Die Kur von F. X. Mayr wird seit 100 Jahren erfolgreich als Fastenkur angewandt, um Zivilisationskrankheiten wie rheumatische Beschwerden, Arthrose, Zellulitis, Gallen- und Nierensteine erfolgreich zu behandeln.

Bei der Milch-Semmel-Kur gibt es drei Säulen: die Säuberung des Darms, die Schonung des Verdauungssystems und die Schulung einer gesunden Ernährungsweise. Die moderne Mayr-Kur ergänzt darüber hinaus Vitamine und Mineralstoffe. Nach F. X. Mayr werden die schädlichen Stoffe, die sich in Folge einer ungenügenden Arbeit des überlasteten Darms in den Zellen abgelagert haben, allmählich gelöst und durch den Darm, die Nieren, die Haut und die Lungen ausgeschieden. Ziel ist die Sanierung des Magens.

!

Ziel der F.-X.-Mayr-Kur ist die Säuberung des Darms, die Schonung des Verdauungssystems und die Schulung einer gesunden Ernährungsweise.

Hier ein typischer Tagesablauf: Vor dem Frühstück wird ein Viertelliter Wasser getrunken, in dem Bittersalz aufgelöst wurde. Das soll den Darm schonend entleeren. Eine halbe Stunde später schneidet man ein altes Brötchen in kleine Scheiben. Dann wird jede Scheibe so lange gekaut, bis das Brötchen ganz flüssig ist und süß schmeckt, mindestens 40- bis 50-mal. Durch das gründliche Kauen wird der Speichelfluss angeregt. Dann nimmt man einen Löffel Milch in den Mund, durchmischt damit den Brötchenbrei, und erst dann schluckt man die Nahrung. Dieser Vorgang wird bei jedem neuen Bissen wiederholt. Sobald sich ein leichtes Sättigungsgefühl einstellt, hört man auf zu essen. Mittagessen und Abendessen sehen genauso aus. Zwischen den einzelnen Mahlzeiten sollten immer vier bis fünf Stunden liegen. Wichtig ist auch, dass zusätzlich etwa drei Liter Wasser oder Kräuter-/Früchtetee getrunken werden. Zur Milch-Semmel-Kur gehören auch Bauchmassagen, Wasseranwendungen und Physiotherapie.

Wie profitieren Sie vom Heilfasten?

Eine aktuelle Studie mit insgesamt 30 Arthrose-Patienten (22 Frauen und acht Männer) zeigt eindrucksvoll, wie günstig sich Heilfasten auf den Gesundheitszustand der Studienteilnehmer auswirkt. Die Patienten litten an schmerzhafter Polyarthrose bzw. einer Arthrose des Knie- oder des Hüftgelenks. Vor sowie ein bis drei Monate nach Beendigung des Fastens wurden die Patienten ärztlich untersucht. Gefastet wurde nach der Buchinger-Methode: 15-tägiges Heilfasten mit Tee und Saft mit drei Entlastungstagen, acht Fastentagen (300 kcal pro Tag) und vier Aufbautagen (850 bis 1600 kcal pro Tag). Bewertet wurden

- die allgemeine Schmerzintensität sowie spezifische Anlauf-, Belastungs- und Ruheschmerzen sowie die Druckschmerzschwelle,
- der Verbrauch an schmerzstillenden oder schmerzlindernden Medikamenten,

- die allgemeine Befindlichkeit mittels eines US-amerikanischen, standardisierten Fragebogens zur Beurteilung des Gesundheitszustandes von Arthrose- und Arthritis-Patienten (Arthrose-Index),
- die Gelenkbeweglichkeit,
- das Gewicht mittels BMI (Body-Mass-Index),
- Laborparameter wie Elektrolyte, Glukose, Leber-, Nieren- und Fettstoffwechsel, Entzündungsparameter,
- Blutdruck und Puls,
- Arzt- wie Patientenurteil.

Bei den Studienteilnehmern wurde eine erhebliche Reduktion des Körpergewichts (bis über zehn Kilo) festgestellt. Auch die Schmerzintensität ging bei allen Patienten deutlich zurück, vor allem im 15 Tage dauernden Fastenzeitraum. Belastungs-, Anlauf- und Ruheschmerz wurden positiv beeinflusst. Besonders die Patienten mit einer Polyarthrose – sie klagten über die intensivsten Schmerzen – profitierten von dem Fasten. Steifigkeit, Funktion und Schmerzen verbesserten sich ebenfalls immens, dieser Effekt war auch drei Monate nach Ende der Fastenkur noch erkennbar.

!

Heilfasten nach Buchinger hat sich als ein ausgezeichnetes schmerztherapeutisches Instrument für chronisch leidende Arthrose-Patienten erwiesen.

Fasten lindert Schmerzen

Eine Untersuchung des Kompetenzzentrums Naturheilverfahren des Universitätsklinikums Jena bestätigt, was schon lange vermutet wurde: Fasten lindert bei Arthrose-Patienten die Schmerzen. So gingen beim kontrollierten Saftfasten nach Buchinger bereits nach 15 Tagen die Schmerzen in den Gelenken deutlich zurück. Die Gelenke funktionierten wieder besser, und die Patienten fühlten sich rasch wohler. Sie mussten erheblich weniger Schmerzmedikamente einnehmen, viele Versuchsteilnehmer konnten sogar ganz auf Schmerzmittel verzichten.

Die Beweglichkeit nahm bei allen Patienten zu, hier wurden für die Patienten mit einer Hüftarthrose die besten Ergebnisse erzielt.Fazit: Heilfasten nach Buchinger hat sich ohne Zweifel als ein ausgezeichnetes schmerztherapeutisches Instrument für chronisch leidende, in ihrer Bewegung merklich eingeschränkte Arthrose-Patienten erwiesen.

> !
>
> Nahrungsergänzungsmittel können begleitend zu einer Schmerztherapie mit NSAR den Verlauf der Erkrankung verlangsamen.

Nahrungsergänzungsmittel

In Drogerien und Apotheken werden sogenannte Nahrungsergänzungsmittel zur Behandlung der Arthrose angeboten. Um eines gleich vorwegzunehmen: Eine Heilung der Arthrose ist mit Nahrungsergänzungsmitteln ebenso wenig möglich wie mit Medikamenten der Schulmedizin. Sie können aber begleitend beispielsweise zu einer Schmerztherapie mit NSAR den Verlauf der Erkrankung verlangsamen. Ist die Erkrankung jedoch bereits fortgeschritten, können diese frei verkäuflichen Nahrungsergänzungsmittel nicht mehr helfen.

Speziell für Arthrose-Patienten entwickelte Nahrungsergänzungsmittel enthalten meist Substanzen, ohne die der Gelenkknorpel nicht funktionieren kann.

Hyaluronsäure und Chondroitinsulfat

Die für den optimalen Ablauf der Gelenkfunktion notwendige Gelenkschmiere beinhaltet Hyaluronsäure, chemisch gesehen ein Glukosamin. Am einfachsten wäre es, diese Substanz direkt ins Gelenk zu injizieren. Da dies jedoch nicht möglich ist, gibt es sie in Form von Lösungen zum Schlucken. Die auf diesem Weg verabreichte Hyaluronsäure ist bioaktiv, regt die vorhandenen Knorpelzellen also zur Synthese körpereigener Hyaluronsäure an.

Auch bei Chondroitin – die bioaktive Form ist Chondroitinsulfat – handelt es sich um einen wichtigen Bestandteil des menschlichen Knorpels. Die Substanz gehört zu den sogenannten Chondroprotektiva, das heißt, sie schützt den Knorpel. Außerdem sorgt sie dafür, dass die von den Knorpelzellen benötigten Nährstoffe das Knorpelgewebe durchwandern können. Folglich verursacht ein Mangel eine Mangelversorgung der Knorpelzellen und in der Folge deren Absterben. Schließlich verringert Chondroitin die Aktivität der knorpelabbauenden Enzyme. Nach Meinung vieler Wissenschaftler genügt eine normale Ernährung nicht, um die Versorgung mit diesen beiden essenziellen Substanzen zu gewährleisten.

Beide Substanzen haben im Gelenk verschiedene Funktionen. Zusammen besitzen sie einen regenerativen Efekt. Glukosaminsulfat bringt die notwendigen Nährstoffe, Chondroitin bindet Wasser und verleiht dem Knorpelgewebe wieder Elastizität.

!

Glukosamin- und Chondroitinsulfat sollten immer zusammen eingenommen werden.

Glukosamin- und Chondroitinsulfat sollten immer zusammen eingenommen werden. Sie werden meist ohnehin in Kombination angeboten, da sich ihre ergänzenden Wirkungen dann besonders gut entfalten sollen. Die Wirksamkeit des Komplexes wurde jedoch bis heute wissenschaftlich noch nicht eindeutig nachgewiesen.

Kollagenhydrolysat

Ebenso wie Glukosamin- und Chondroitinsulfat spielt auch Kollagenhydrolysat eine wichtige Rolle für den Aufbau der Gelenke. Deshalb liegt es nahe, auch Kollagenhydrolysat (aufgespaltenes Gelatinepulver) als geeignetes Nahrungsergänzungsmittel für Patienten mit Arthrose im Anfangsstadium anzubieten. Dabei soll das Kollagen den Knorpel in kleinem Umfang reparieren. Dadurch gehen Entzündungen und folglich auch die damit verbundenen Schmerzen zurück.

Studien mit radioaktiv markiertem Kollagenpulver zeigten, dass Kollagenhydrolysat in den Knorpel eingebaut wird. Gleichzeitig werden die Knorpelzellen zu verstärkter Kollagenbildung angeregt. In mehreren Studien führte die tägliche Gabe von zehn Gramm Kollagenhydrolysat zu einer höheren Belastbarkeit arthrotischer Gelenke. Ebenso verbesserte sich die Gelenkbeweglichkeit; die Schmerzen und der Schmerzmittelbedarf nahmen ab. Dies haben klinische Studien und Anwendungsbeobachtungen mit täglich als Trinklösung konsumiertem Kollagenhydrolysat aus 20 Jahren ergeben.

!

In der Muschel finden sich Mineralstoffe und Spurenelemente wie Magnesium, Kalium, Kalzium und Natrium.

Grünlippmuschel-Extrakt

Die Grünlippmuschel ist ausschließlich in Neuseeland beheimatet, wo sie auch gezüchtet wird und als Delikatesse gilt. Sie enthält hauptsächlich Proteine wie Glukosamine, gefolgt von Kohlenhydraten sowie Lipiden, vor allem die gesunden Omega-3-Fettsäuren. Außerdem finden sich in der Muschel Mineralstoffe und Spurenelemente wie Magnesium, Kalium, Kalzium und Natrium.

Vor einigen Jahrzehnten fanden verschiedene Wissenschaftler, dass die Maoris, die Ureinwohner Neuseelands, bis ins hohe Alter nur selten an einer Arthrose erkranken. Ursache hierfür dürfte der reichliche Verzehr der Grünlippmuschel sein. Deren Inhaltsstoffe sind wohl für den guten Zustand der Gelenke der Maoris verantwortlich. Im Vordergrund stehen hier die Lipide, vor allem die speziellen Omega-3-Fettsäuren, in Kombination mit dem hohen Anteil an Glukosaminen.

An der Universität Bundoora in Australien haben Wissenschaftler der „Natural Products Research Group" die Fettsäuren aus der Grünlippmuschel isoliert und analysiert. Sie fanden dabei bisher unbekannte Omega-3-Fettsäuren mit signifikanten entzündungshemmenden Eigenschaften, die nachweislich bei Rheuma und Arthrose helfen. Durch den regelmäßigen Verzehr soll die Funktion der Gelenke unterstützt werden.

Der Extrakt der Grünlippmuschel wird in Apotheken und Drogerien als Nahrungsergänzungsmittel angeboten. Nebenwirkungen wie Magen-Darm-Probleme wurden bis jetzt nur sehr selten beobachtet. Für Menschen mit einer Allergie auf Muscheleiweiß ist der Grünlippmuschel-Extrakt nicht geeignet.

Homöopathie

Mit homöopathischen Methoden ist es schon vielmals gelungen, Krankheiten zu lindern bzw. sogar zu heilen. Für Patienten mit Arthrose gilt jedoch, dass eine homöopathische Behandlung keinesfalls den Arztbesuch oder eine vom Arzt empfohlene schulmedizinische Therapie ersetzen kann. Aber mit Homöopathika lassen sich in vielen Fällen durch die Arthrose verursachte Schmerzen lindern. Besprechen Sie die Behandlung am besten mit Ihrem Arzt.

!

Besprechen Sie die Behandlung am besten mit Ihrem Arzt.

Welche Mittel helfen?

Ein homöopathisches Mittel wirkt weder stark noch schwach, weder gut noch schlecht. Entscheidend für den Erfolg sind alleine die richtige Wellenlänge und die übermittelte Information an den Körper. Da die Homöopathie nicht in natürliche Vorgänge im Körper eingreift, sondern die Selbstheilungskräfte stimuliert, gibt es auch keine Nebenwirkungen.

Verschiedene homöopathische Mittel haben sich bei degenerativen Gelenkerkrankungen wie beispielsweise bei der Arthrose bewährt. Doch bevor der Homöopath ein bestimmtes Mittel empfiehlt, wird er in einem ausführlichen Gespräch die Beschwerden und verschiedene Modalitäten (Faktoren, die ein Krankheitsbild verschlechtern oder verbessern können) sehr genau erfragen. Auch die Persönlichkeit des Patienten spielt eine Rolle. Hat er sich ein Bild gemacht, wird er ein passendes Mittel aussuchen. Häufig verwendete Arthrose-Mittel sind:

- Calcium carbonicum (Austernschalenkalk)
- Calcium fluoratum (Calciumfluorid, Flussspat)
- Calcium phosphoricum (Calciumphosphat)
- Caulophyllum (Frauenwurzel, blauer Hahnenfuß)
- Causticum
- Harpagophytum procumbens (Teufelskralle)
- Kalium carbonicum

- Natrium sulphuricum
- Rhus toxicodendron (Giftsumach)
- Filipendula ulmaria (echtes Mädesüß, Wiesenkönigin)

Wie werden homöopathische Mittel angewendet?

!

Um das passende homöopathische Mittel zu finden, setzt der Homöopath an den Hauptsymptomen an.

Um das passende homöopathische Mittel zu finden, wird der Homöopath sich zuerst nach den Hauptsymptomen erkundigen, die behandelt werden sollen. Bei der Arthrose können dies beispielsweise Schmerzen oder steife Gelenke sein. Anhand der Hauptsymptome sucht der Homöopath dann das geeignete Mittel heraus. Meistens werden verschiedene Mittel gefunden, die in Frage kommen. Deshalb sollte das Hauptsymptom so genau wie möglich beschrieben werden, also nicht nur Scherzen, sondern z. B. brennende Schmerzen. Durch die Berücksichtigung der Nebenbeschwerden kann die Zahl der Mittel weiter eingegrenzt werden.

Außerdem kann die Zahl der Mittel auch reduziert werden durch „Verschlimmerungen und Verbesserungen". Von den meisten Mitteln ist bekannt, welche Modalitäten zu einer Verbesserung oder Verschlimmerung der Beschwerden führen, beispielsweise Kälte oder Wärme, vor dem Essen oder nach dem Essen, eine Tageszeit oder eine Tätigkeit. Je genauer die Verschlimmerungen und Verbesserungen mit denen des Mittels übereinstimmen, desto effektiver ist das Homöopathikum.

Homöopathische Mittel stehen in verschiedenen Zubereitungsformen zur Verfügung, und zwar als Tropfen, Tabletten oder Globuli. Allen gemeinsam ist, dass sie über die Mundschleimhaut aufgenommen werden. Daher sollte man die Tropfen, Tabletten oder Globuli für etwa eine Minute im Mund behalten. Tabletten und Globuli sollte man im Munde zergehen lassen.

Tropfen: Die alkoholhaltigen Tropfen werden vorwiegend von Erwachsenen verwendet. Sie können exakt dosiert werden.

Die Entstehung der Homöopathie

Begründer der Homöopathie ist der Arzt und Apotheker Samuel Hahnemann, geboren 1755 in Meißen. Die Medizin zu dieser Zeit arbeitete in erster Linie mit Brech-, Schwitz- und Abführkuren, Schröpfen, Einläufen, Blutegeln und Aderlässen sowie mit extrem starken Medikamenten. All diese Maßnahmen stießen bei Hahnemann auf strikte Ablehnung, denn viele Patienten wurden durch die drastischen Maßnahmen erheblich geschwächt oder – im schlimmsten Fall – verstarben. Er lehnte das damals zugrundeliegende Prinzip „Contraria contrariis" – Krankheitssymptome werden mit gegensätzlichen Maßnahmen behandelt – ab und strebte nach einer Heilkunde, die den Organismus stärkt, anstatt ihn zu schwächen.

Anstoß für die Entwicklung eines neuen Therapieprinzips lieferte der sogenannte „Chinarindenversuch": Hahnemann nahm mehrmals Chinarinde ein, das als Mittel gegen Malaria galt. Anschließend zeigte er, obwohl vorher gesund, jedes Mal die für Malaria typischen Beschwerden. Die Symptome verschwanden, wenn er keine Chinarinde nahm. Aus diesen Beobachtungen folgerte er, dass Arzneistoffe bei gesunden Menschen die Beschwerden verursachen, die mit den gleichen Arzneistoffen bei kranken Personen gelindert bzw. geheilt werden – und umgekehrt diejenigen Symptome beim Kranken heilen, die sie beim Gesunden auslösen.

Die Homöopathie, wie Hahnemann seine Lehre nannte, beruht auf der sogenannten Ähnlichkeitsregel „Similia similibus" („Ähnliches [möge] durch Ähnliches [geheilt werden]"). Diese Regel besagt, dass im Krankheitsfall dasjenige Arzneimittel gewählt wird, welches beim Gesunden ähnliche Symptome verursacht. Durch den individuellen, gezielten Reiz sollen die Regulationsfähigkeit des Organismus angeregt und so die Selbstheilungs- und Regenerationskräfte stimuliert werden. Nach rein physikalischen und chemischen Gesetzen lässt sich die Wirksamkeit der homöopathischen Therapie nicht einordnen und erklären.

Tabletten, Pulver: Die Tabletten eignen sich für Kinder und Erwachsene. Anstelle von Tabletten kann man das Pulver auch lose kaufen. Beide Darreichungsformen basieren auf Milchzucker, weshalb sie sich nicht für Menschen mit einer Laktose-Unverträglichkeit eignen.

Globuli: Hier handelt es sich um kleine Zuckerkügelchen, die mit dem homöopathischen Mittel benetzt sind. Sie sind bei Kindern sehr beliebt.

!

Wie oft Sie das Mittel einnehmen müssen, hängt nicht nur von der Potenz des verwendeten Mittels ab, sondern auch davon, wie akut die Erkrankung ist.

Die Dosierung homöopathischer Mittel hängt von der verwendeten Potenz ab. Als Faustregel gilt: Je höher die Potenz, desto geringer die Dosis. Wie oft das jeweilige Mittel eingenommen werden muss, hängt nicht nur von der Potenz des verwendeten Mittels ab, sondern auch davon, wie akut die Erkrankung ist. So gilt für niedrige und mittlere Potenzen, dass das Mittel umso häufiger gegeben wird, je akuter die Erkrankung ist. Besprechen Sie die richtige Dosierung immer mit Ihrem Arzt oder Homöopathen.

Bei einer akuten Krankheit wird am ersten Tag alle ein bis zwei Stunden das Mittel eingenommen. Diese Dosis sollte jedoch nur in den ersten zwei Tagen beibehalten werden. Anschließend sollte man auf die Standard-Dosis umstellen. Wie häufig die Standard-Dosis verabreicht wird, hängt von der jeweiligen Potenz ab:

- bis D6/C6: dreimal täglich
- bis D12/C12: zweimal täglich
- D30/C30: einmal wöchentlich

Sobald die Beschwerden deutlich nachgelassen haben, kann die Häufigkeit reduziert werden. Nach etwa drei bis sechs Wochen sollte man eine Behandlungspause einlegen.

Wasserglasmethode
Bei hochakuten oder plötzlich auftretenden Zuständen kann die Wasserglasmethode angewendet werden. Dazu wird eine Gabe in ein Glas Wasser gegeben und kräftig umgerührt. Verwenden Sie zum Umrühren keinen Metalllöffel, sondern einen Plastik- oder Holzlöffel. Von diesem im Wasser gelösten Mittel wird alle drei bis 15 Minuten ein Schluck genommen und vor dem Schlucken eine Weile im Mund behalten.

Homöopathische Komplexmittel

Die wahren Anhänger der klassischen Homöopathie lieben sie gar nicht, die homöopathischen Komplexmittel, also die Mischung mehrerer homöopathischer Mittel. Der Wunsch, der hinter diesem Vorgehen steckt, ist, den Effekt mehrerer Homöopathika so zu kombinieren, dass die Mischung wirksamer ist als jedes in der Mischung enthaltene Einzelmittel per se.

Die Auswahl von homöopathischen Komplexmitteln ist einfacher und weniger aufwendig als die zielgenaue Suche nach einem passenden Einzelmittel. Bei ihnen beruht die Auswahl des geeigneten Mittels nicht auf so schwierigen Parametern wie Verschlimmerung oder Konstitutionseigenschaften, sondern nur auf den vorhandenen Hauptbeschwerden, beispielsweise Schmerzen im Hüftgelenk.

Für homöopathische Komplexmittel werden meistens eher niedrige Potenzen gewählt. Oft sind die Potenzen so niedrig, dass die Wirkung auch im Sinne einer Heilpflanzenwirkung nicht nachvollziehbar ist. Manche Komplexmittel beinhalten sogar Urtinkturen oder werden in D1-Potenzen verabreicht, weshalb sie zumindest manchmal einer Kräutermedizin gleichen.

Die geeigneten Komplexmittel wählt man bei der Selbstbehandlung anhand der Beschwerden aus. Auch die Mitarbeiter in der Apotheke und viele Ärzte und Heilpraktiker kennen die gängigsten Komplexmittel meistens gut. Die meisten homöopathischen Komplexmittel liegen als Tropfen vor. In vielen Fällen werden sie dreimal täglich eingenommen. Am besten befolgen Sie die Anwendungsanleitungen auf der Verpackung und auf dem Beipackzettel.

Ätherische Öle

!

Viele Kräuter liefern ein ätherisches Öl, das durch Destillation, Extraktion oder Pressung gewonnen wird.

Viele Kräuter liefern ein ätherisches Öl, das durch Destillation, Extraktion oder Pressung gewonnen wird. Jedes dieser Öle duftet ganz charakteristisch und wirkt dank seiner gesunden Inhaltsstoffe auf spezielle Weise. Diese können auf verschiedene Art und Weise in den Körper gelangen, z. B. über die Nase (Duftlampe, Inhalation), die Haut und die Schleimhäute (Bäder, Massagen). Einige wenige ätherische Öle können auch innerlich angewendet werden. Besprechen Sie diese Anwendungsweise unbedingt mit Ihrem Arzt oder Heilpraktiker.

Welche ätherischen Öle helfen?

Cajeputöl

Das Cajeputöl – es enthält Cineol, Terpineol, Limonen, Terpene, Linalool, Geraniol und Baldriansäure – wirkt schmerzlindernd und erinnert an den Duft des Eukalyptus. Es wird als Massageöl mit guten Erfolgen bei Rheuma und steifen Gelenken eingesetzt.

Massageöl

- 10 ml Sojaöl mit ein paar Tropfen Weizenkeimöl und 10 Tropfen Cajeputöl vermischen und die betroffenen Körperteile mehrmals am Tag damit einreiben.

Eukalyptusöl

Das gelbliche ätherische Öl gilt auch heute noch als eines der besten Mittel gegen viele Beschwerden, auch gegen Gelenkschmerzen im Rahmen von Arthrose. Es enthält unter anderem Cineol, Camphen, Fenchon, Termineol, Pinen. Reines Eukalyptusöl besteht zu 60–80 Prozent aus Cineol. Es kann als Massageöl bei Muskel- und rheumatischen Schmerzen einmassiert werden und auch zur Schmerzlinderung bei Neuralgien eingesetzt werden.

!

Eukalyptusöl gilt auch heute noch als eines der besten Mittel gegen viele Beschwerden, auch gegen Gelenkschmerzen im Rahmen von Arthrose.

Massageöl

- 2 Tropfen Eukalyptusöl mit 1 Esslöffel Trägeröl (etwa Mandel-, Traubenkern-, Johanniskraut- oder Jojobaöl) vermischen und die schmerzenden Gelenke mit dem Öl einmassieren.

Fichtennadelnöl

Fichtennadelöl enthält Phellandren, Santen, Pinen, Cadinen, Bornylacetat und Dipenten. Es hilft unter anderem bei Arthrose.

Massageöl

- 4 Tropfen einer Fichtennadelöl-Verdünnung (unter zehn Prozent) mit 100 ml eines Trägeröls vermischen und die schmerzenden Gelenke damit massieren.

Pfefferminzöl

Pfefferminz-Blätter enthalten ätherisches Öl, hauptsächlich das bekannte Menthol, sowie Gerb- und Bitterstoffe, Flavonoide, Enzyme und Valeriansäure. Das ätherische Öl kann bei Gelenkschmerzen eingerieben werden.

Massageöl

- 1 Tropfen Pfefferminzöl in ein Trägeröl geben und die schmerzenden Gelenke damit einreiben.

!

In der Schwangerschaft sollte Pfefferminzöl nicht verwendet werden.

Das Öl der Pfefferminze darf keinesfalls in die Augen gelangen, da es die Augen reizt. Pfefferminzöl nicht bei Säuglingen im Hals- und Nasenbereich verwenden, es kann zu Atemlähmung kommen! In der Schwangerschaft sollte man die Pfefferminze, wie übrigens alle Minzarten, nicht verwenden, da es eventuell zu einer Fehlgeburt kommen könnte.

Rosmarinöl

Rosmarin findet als Tee, in Teemischungen sowie als Tinktur und Wein Anwendung. Das ätherische Öl – es enthält Borneol, Linalool, Pinen, Camphen, Thymol, Cineol, Campher und Termineol – eignet sich wegen seiner den Magen reizenden Wirkung nur für die äußerliche Verwendung.

Tinktur

Rosmarintinktur eignet sich für Einreibungen bei Rheuma sowie als Zugabe für ein Teilbad. Sie lindert Gelenkschmerzen.

- Frische Blätter in einem Glasbehälter mit Branntwein oder hochprozentigem Alkohol übergießen, sodass die Blätter bedeckt sind.
- Das Gefäß verschließen, 14 Tage an einem sonnigen Platz ziehen lassen.
- Die Blätter filtrieren und gut ausdrücken.
- Die Tinktur in eine dunkle Flasche füllen und verschließen.
- Zwei- bis dreimal täglich 15–25 Tropfen vor den Mahlzeiten einnehmen.

Ätherisches Öl

Das ätherische Rosmarinöl darf nur äußerlich angewendet werden. Es hilft gegen Gelenkschmerzen.

- 100 ml Oliven- oder Distelöl mit 20 Tropfen Rosmarinöl mischen und die betroffenen Stellen damit einreiben.

Thymian

Für die gesundheitliche Wirkung des Thymians ist hauptsächlich das aus den Blättern gewonnene ätherische Öl verantwortlich. Es enthält Thymol (bis zu 50 Prozent), Kampfer, Carvacrol, Cineol und Geraniol. Thymianöl darf niemals pur auf die Haut aufgetragen oder innerlich angewendet werden.

!

Thymianöl darf niemals pur auf die Haut aufgetragen oder innerlich angewendet werden.

Bad

Ein Thymianbad lindert Gliederschmerzen.

- Eine Handvoll Thymianblätter mit einem Liter kochendem Wasser übergießen.
- Zugedeckt 20 Minuten ziehen lassen.
- Abseihen und den Sud dem warmen Badewasser zugeben.
- Nach dem Bad ins Bett gehen.

Wacholder

Die positive Wirkung des Wacholders auf unsere Gesundheit beruht hauptsächlich auf dem ätherischen Öl, das Juniperin, Betulin, Kampfer, Zitronensäure, Flavone, Pentosan, Gallussäure, Gerbstoff, Gerbsäure, Harz, Linolensäure, Mangan, Menthol, Oxalsäure, Terpineol, Umbelliferon und verschiedene Mineralstoffe enthält. In der Regel werden die Beeren eingesetzt. Wacholderbeeröl hat einen sehr starken Geruch.

!

Ein Dampfbad mit ätherischem Wacholderbeeröl hilft gegen Gelenkschmerzen.

Ätherisches Öl

Ein Dampfbad mit dem ätherischen Wacholderbeeröl hilft gegen Gelenkschmerzen.

- Heißem oder kaltem Wasser – je nachdem, ob Wärme oder Kälte besser wirkt – ein paar Tropfen Wacholderbeeröl zugeben.

Tinktur

Äußerlich angewendet lindert die Tinktur rheumatische Beschwerden.

- 100 g Wacholderbeeren zerdrücken.
- Mit 250 ml von 40–50-prozentigem Alkohol übergießen, bis die Beeren bedeckt sind.
- 14 Tage ziehen lassen, dabei mehrmals schütteln.
- Die Beeren abfiltern, die Tinktur in eine neue Flasche füllen.
- Bei Gelenkproblemen die entsprechenden Gelenke mit der Tinktur einreiben.

Bad

Ein Bad mit einem Aufguss aus Wacholderbeeren lindert ebenfalls rheumatische Beschwerden wie Gelenkschmerzen.

- 100 g Beeren zerkleinern.
- Mit 500 ml Wasser bedecken und 15 Minuten lang kochen.
- Den Sud ins Badewasser geben.

Massageöl

- 6 Tropfen Wacholderbeeröl, 2 Tropfen Thymianöl und 4 Tropfen Kamilleöl in 30 ml Sesamöl geben und vermischen.
- Mehrmals am Tag die schmerzenden Stellen damit massieren.

Weitere Anwendungsmöglichkeiten

Duftlampen

Mithilfe von Duftlampen, die es in verschiedenen Ausführungen und Materialien gibt, wird das Aroma der ätherischen Öle durch Erhitzen in die Luft freigesetzt.

- Wasser in die Verdunstungsschale füllen.
- Das ätherische Öl hinzugeben (meist genügen zwei bis drei Tropfen).
- Das Teelicht unter der Verdunstungsschale anzünden.
- Die Verdunstungsschale nicht zu stark erhitzen: Die Duftlampe darf keinesfalls länger als eine Stunde in Betrieb sein.

!

Als Trägeröl eignen sich Mandel-, Traubenkern-, Johanniskraut- oder Jojobaöl.

Direkte Inhalation

- Einige Tropfen des gewünschten ätherischen Öls in eine Schüssel mit heißem Wasser geben.
- Ein Handtuch über Schüssel und Kopf geben.
- Die Dämpfe fünf bis zehn Minuten lang tief einatmen.

Bäder

- Wasser für ein Vollbad in die Wanne laufen lassen (angenehm warm, aber nicht zu heiß).
- Ein paar Tropfen des gewünschten ätherischen Öls mit etwas Sahne vermischen.
- Die Mischung ins Badewasser geben.
- 15 Minuten im Badewasser bleiben, dann gut abtrocknen und weitere 15 Minuten ruhen.

Massagen

Eine Massage mit ätherischen Ölen entspannt die Muskulatur und bringt Wohlbehagen.

- Das ätherische Öl mit einem Trägeröl vermischen.
- Sich dann am besten von einem ausgebildeten Masseur massieren lassen.

Physikalische Therapie

Zur natürlichen Therapie bei Arthrose gehört auch der große Bereich der physikalischen Therapie, zu der unter anderem die Thermo-, die Physio-, die Medizinische Trainings-, die Balneo- und Elektrotherapie zählen. Hier stellen wir Ihnen die verschiedenen Therapieformen im Einzelnen vor.

!

Die Thermotherapie gehört zu den ältesten medizinischen Methoden.

Thermotherapie

Die Thermotherapie gehört zu den ältesten medizinischen Methoden. Bei dieser Methode handelt es sich um die gezielte Zuführung bzw. den gezielten Entzug von Wärme. Sie wird vor allem bei der Arthrose in der Regel als ergänzende Therapie eingesetzt.

Wärme

Bei der Wärmetherapie wird dem ganzen Körper oder auch – wie bei der Arthrose – nur einzelnen schmerzenden Gelenken Wärme zugeführt. Hier soll die Wärme die Durchblutung des betroffenen Gelenks stimulieren, damit die Nährstoffe besser in den Gelenkkopf gelangen und Stoffwechselabfälle abtransportiert werden.

Für die lokale Wärmetherapie eignen sich heiße Umschläge oder Heusack- sowie vor allem Moor- und Fangopackungen. Diese bewirken eine intensive lokale Wärmezufuhr. Einige Wärmeanwendungen können auch zuhause durchgeführt werden. Dazu gehören beispielsweise heiße oder warme Vollbäder oder auch die Wärmflasche, die auf das schmerzende Gelenk gelegt wird. Außerdem gibt es heute in der Apotheke auch Fangopackungen in verschiedenen Größen.

Wann empfiehlt sich die Wärmetherapie nicht?
Bei akuter Entzündung des Gelenks oder der Gelenkkapsel oder aktivierter Arthrose sowie bei Bandscheibenvorfall, arteriellen und venösen Durchblutungsstörungen, Ödemen, Blutungen, Blutungsneigungen, Tumoren, schweren Allgemein- oder Herz- und Kreislauferkrankungen sollte keine Wärmetherapie angewendet werden.

Tiefenwärme

Verschiedene elektrische Wärmebehandlungen – Infrarot, Ultraschall und Hochfrequenz – werden unter dem Begriff Tiefenwärme zusammengefasst. Eingesetzt werden diese Methoden nicht nur bei Arthrose, sondern auch bei Rückenschmerzen, Muskelverspannungen, Morbus Bechterew und Wirbelsäulen-Syndromen.

Bei einer **Infrarottherapie** werden tieferliegende Gewebe des Körpers erwärmt. Obwohl die Infrarot-Temperaturen nur 50–60 Grad Celsius erreichen, gelangen mehr als 80 Prozent der abgegebenen Energie in den Organismus – eine äußerst effiziente Energienutzung. Dabei wird der Kreislauf geschont, denn die heiße Luft wird nicht eingeatmet.

Auch **Ultraschall** kann für eine Wärmetherapie anwendet werden. Die Ultraschallwellen dringen tief in das Gewebe ein und erwärmen es mechanisch. Sie wirken entzündungshemmend, schmerzlindernd und krampflösend. Außerdem stimulieren die Schallwellen die Durchblutung und regen den Stoffwechsel an.

!

Ultraschallwellen dringen tief in das Gewebe ein und erwärmen es mechanisch. Sie wirken entzündungshemmend, schmerzlindernd und krampflösend.

Bei der **Hochfrequenz-Wärmetherapie** beruht die Erwärmung des Gewebes auf der Erzeugung hochfrequenter elektromagnetischer Felder. Auch bei dieser Methode dringt die Wärme in tiefergelegenes Gewebe ein. Auf diese Weise werden Stoffwechsel und Durchblutung angeregt, Muskeln entspannt, Schmerzen verringert und das Immunsystem gestärkt. Zu Anwendung kommt sie vor allem bei Beschwerden des Stütz- und Bewegungsapparates, also auch bei Arthrose. Mittlerweile gibt es auch Geräte für den Hausgebrauch.

Kälte

Den gezielte Einsatz von Kälte nennt man **Kryotherapie.** Auch hier handelt es sich um eine ergänzende unterstützende Therapieform. Durch die direkte Wirkung der Kälte werden Schmerzbahnen auf der Oberfläche der Haut kurzfristig blockiert, in der Tiefe werden Entzündungen gehemmt. Die verwendeten Temperaturen reichen von leicht unterhalb der Körperwärme bis zu –110 Grad Celsius.

Um einzelne Körperpartien zu kühlen, werden hauptsächlich Kühlgel-Packungen oder zerkleinertes Eis in Kunststoffbeuteln verwendet. Erheblich intensiver ist jedoch die Ganzkörper-Kältetherapie, bei der der ganze Körper in sogenannten Kältekammern Temperaturen von –60 bis –120 Grad Celsius ausgesetzt ist. Die Patienten haben Badekleidung, Handschuhe, Strümpfe und einen Mundschutz an, sie bleiben ein bis drei Minuten in einer Kältekammer. Diese extreme Kälte lindert die Schmerzen, da die Schmerzsensoren blockiert werden. Nach dem Aufenthalt in der Kältekammer können die Patienten sich schmerzärmer bewegen, was für die anschließende Bewegungstherapie von Vorteil ist.

!

Die Kältetherapie eignet sich bei entzündeten Gelenken im Rahmen einer Arthrose.

Die Ganzkörper-Kältetherapie eignet sich vor allem bei den frühen, aber auch späteren Stadien der rheumatoiden Arthritis, bei entzündeten Gelenken im Rahmen einer Arthrose sowie bei weichteilrheumatischen Erkrankungen.

Wann empfiehlt sich die Kältetherapie nicht?

Schwere Erschöpfungszustände, Infekte, Angina pectoris, Bluthochdruck, Asthma bronchiale sowie arterielle Durchblutungsstörungen verbieten den Einsatz der Kältetherapie. Naturgemäß gelten für einen kühlen Wickel weniger strenge Auflagen als für eine Kältekammer.

Physiotherapie/Krankengymnastik

Nach Empfehlungen des Bundesverbandes selbstständiger Physiotherapeuten sollten Arthrose-Patienten keinesfalls ihre Gelenke schonen, sondern unter professioneller Anleitung Koordinations-, Gleichgewichts- oder Muskelaufbauübungen durchführen, um ihre Beschwerden erheblich zu reduzieren. Dies ist ein Grund, vor jedem operativen Vorgehen zuerst einmal physiotherapeutische Maßnahmen einzuleiten. Zu diesen Maßnahmen gehören das Kraft-, Koordinations- und Ausdauertraining, was heute unter dem Begriff Medizinische Trainingstherapie (MTT) zusammengefasst ist. Damit können die mit einer Arthrose verbundenen Schmerzen vielfach gelindert, der Knochenstoffwechsel angeregt und die Beweglichkeit des betroffenen Gelenks verbessert werden.

!

Die Medizinische Trainingstherapie kann Schmerzen vielfach lindern, den Knochenstoffwechsel anregen und die Beweglichkeit des betroffenen Gelenks verbessern.

Die Physiotherapie umfasst die physiotherapeutischen Verfahren der Bewegungstherapie sowie die physikalische Therapie. Als natürliches Heilverfahren werden in der Physiotherapie die durch den Physiotherapeuten ausgeführte, für den Patienten also passive, und die unter seiner Anleitung, also aktive, selbstständig ausgeführte Bewegung verwendet.

Ziel der Physiotherapie bei Arthrose-Patienten ist es, akute und chronische Schmerzen zu lindern und Funktionsstörungen sowie Gelenksteifigkeit zu verringern oder gar zu beseitigen. Auf diese Weise soll unter anderem der Schmerzmittelgebrauch reduziert werden. Zu den physiotherapeutischen Anwendungen gehören unter anderem:

- Krafttraining (zur Kräftigung der gelenkführende Muskeln und Bänder)
- Mobilisation versteifter Gelenke zur Funktionserhaltung und -verbesserung der Gelenke
- dosiertes Belastungstraining
- Ergotherapie (Hilfe zur Bewältigung von Aktivitäten des täglichen Lebens)

- Anleitung zum Gebrauch von orthopädischen Hilfsmitteln
- Koordinations- und Gleichgewichtstraining
- Walking

Die Behandlung richtet sich nach dem Zustand der arthrotischen Gelenke. Ist das Gelenk noch nahezu intakt, kann direkt am Gelenk angesetzt und die umliegende Muskulatur gekräftigt werden, beispielsweise durch Krafttraining, um dem betroffenen Gelenk wieder mehr Stabilität zu verleihen. Dabei werden das Alter des Patienten selbstverständlich ebenso berücksichtigt wie die richtige Dosierung der Belastung der kranken Gelenke. Die gesamte Gelenkstruktur wird daran gewöhnt, wieder alltägliche Aufgaben zu erfüllen. Ergänzend wirkt hier das Walking unter Anleitung, das ebenfalls im Rahmen der Physiotherapie angeboten wird.

Ein wichtiger Bestandteil der Physiotherapie kann die Ergotherapie sein. Hier erhalten Sie Anleitungen zum gelenkschonenden Verhalten und zur richtigen Anwendung von Hilfsmitteln zur Schonung der Gelenke.

!

In der Ergotherapie erhalten Sie Anleitungen zum gelenkschonen Verhalten und zur richtigen Anwendung von Hilfsmitteln zur Schonung der Gelenke.

Magnetfeldtherapie

Die **nicht-invasive Magnetfeldtherapie** gehört zu den naturheilkundlichen Verfahren zur Behandlung von Schmerzen. Grundlage dieser Therapiemethode bildet die Annahme, dass magnetische Impulse tief in das Körpergewebe eindringen und dort positiv auf Entzündungen und Verletzungen wirken können. Hierzu wird elektrische Energie in eine Spule geleitet, wo die bewegte Ladung ein magnetisches Feld erzeugt. Dieses verursacht eine Veränderung des natürlichen Eigendrehimpulses (Kernspin) der Wasserstoffatome im Körper. Nach Ausschalten des starken Magnetimpulses fallen die Wasserstoffatome wieder in ihren üblichen Eigendrehimpuls zurück. Dabei wird Energie in Form elektromagnetischer Wellen frei, die als Resonanz gemessen werden kann. Jede Gewebeart des Körpers enthält unterschiedlich viel Wasser, also unterschiedlich viele Wasserstoffatome, folglich fällt auch die Resonanz unterschiedlich aus.

Die Vertreter der nicht-invasiven Magnetfeldtherapie gehen davon aus, dass Entzündungen und Verletzungen zu einer veränderten Ausrichtung der Teilchen führen – eine Magnetfeldbehandlung soll die Störungen normalisieren und so den Krankheitsverlauf positiv beeinflussen. Während der Magnetfeldtherapie sitzt oder liegt der Patient. Auf die zu behandelnde Stelle werden Magnetkissen, Spulen oder eine Matte gelegt. Die Dauer einer Behandlung hängt von den Beschwerden des Patienten und der Magnetstärke ab. Während einer Therapiestunde passt der Therapeut die Magnetfrequenz und Feldstärke individuell an die Symptome an.

!

Für Personen mit Elektroimplantaten wie Herzschrittmachern ist die Magnetfeldtherapie nicht geeignet.

Die Wirksamkeit der nicht-invasiven Magnetfeldtherapie ist noch nicht eindeutig belegt. Einige klinische Studien wiesen nach, dass diese Behandlungsmethode Schmerzen lindern kann – z. B. auch bei Arthrose. Manche Ärzte setzen die Magnetfeldtherapie als unterstützende Methode zur schulmedizinischen Behandlung ein. Nebenwirkungen werden nur selten berichtet, manche Patienten spüren ein leichtes Kribbeln.

Bei der **invasiven Magnetfeldtherapie** (auch Elektro-Osteostimulation genannt) hingegen werden Spulen mittels einer Elektrode im Rahmen einer Operation direkt mit einem Bereich des Knochens verbunden. Wenn dann ein Magnetfeld angelegt wird, entsteht ein Strom in den Spulen, der den Knochen über die Elektroden elektrisch stimuliert. Die Wirksamkeit dieses Verfahrens ist wissenschaftlich nachgewiesen.

Balneotherapie/Hydrotherapie

Die Balneo- oder Bädertherapie bezeichnet die Anwendung mit Heilwässern (Trinkkuren), Heilpeloiden (Moor und Schlamm), Wasser (Hydrotherapie, medizinische Bäder), Kälte und Wärme

(Kneipp-Kur), Inhalationen und eine Umstellung der Ernährung. Sie wird auch bei degenerativen und schmerzhaften Gelenkerkrankungen wie Arthrose weltweit angewendet. Eine stationär, also an einem Kurort durchgeführte Balneotherapie dauert in der Regel drei bis vier Wochen. Sie ist meist Bestandteil einer Rehabilitation nach einer Krankheit, kann aber auch bei chronischen Leiden oder psychischer Belastung helfen. Viele Anwendungen werden auch ambulant angeboten.

Wasser zu Heilzwecken

Schon in der Antike wurde Wasser zu Heilzwecken eingesetzt. Ende des 18. Jahrhunderts wurden die ersten Seebäder geöffnet. Heute gibt es viele verschiedene Formen der Balneotherapie: Thermalbäder, Kneipp-Güsse, Baden, Duschen, Turnen, Schweben. Eine besondere Methode der Balneotherapie ist die Thalasso-Therapie, die passive Elemente wie Hydromassagen, Meerwasserbäder, Nebelstrahlduschen und Algenpackungen mit Bewegung an der aerosolhaltigen Luft vereint.

!

Die Bädertherapie wird häufig zur Ergänzung einer konservativen medikamentösen bzw. operativen Behandlung eingesetzt.

Die Balneotherapie kann in Abhängigkeit der Zusatzstoffe bei chronischen degenerativen Erkrankungen wie der Arthrose die Schmerzen reduzieren und die Beweglichkeit des betroffenen Gelenks verbessern. Häufig wird sie zur Ergänzung einer konservativen medikamentösen bzw. operativen Behandlung eingesetzt.

Wasser verfügt entsprechend seiner Anwendung über ein breites Wirkspektrum. So bietet beispielsweise warmes Wasser wegen der physikalischen Eigenschaften (Entlastung durch Auftrieb) allein für Arthrose-Patienten viele Anwendungsmöglichkeiten, beispielsweise die Kräftigung der Muskeln. Oft werden auch Bäder mit Schwefel- oder Radonwasser sowie Heilerden eingesetzt.

Der gesundheitliche Effekt der Balneotherapie wurde bereits sehr gut erforscht und ist auch von der Schulmedizin wissenschaftlich anerkannt. Zu den positiven Wirkungen der Balneotherapie alleine kommen noch die veränderten klimatischen Verhältnisse im Kurort und der im Vergleich zum Alltag veränderte Tagesrhythmus hinzu, die sich positiv auf die Gesundheit auswirken.

Achtung: Wenn Sie an einer Herz-Kreislauf-Erkrankung leiden, die Ihre körperliche Leistung einschränkt, sollten Sie zu warme Vollbäder meiden, da sie Ihr Herz überlasten könnten. Auch wenn hochentzündliche Prozesse im Körper vorgehen, sollten Sie auf Wasser- und Bädertherapie verzichten, denn die Entzündung könnte eventuell verstärkt werden.

Was ist was?

Thermalwasser: Dieses Wasser kommt mit einer Temperatur von mindestens 20 Grad aus der Erde. Es enthält Salze und Mineralstoffe, eventuell auch Kohlensäure oder Schwefel. Das Thermalwasser wirkt beruhigend auf die Haut und entzündungshemmend. Es ist reicher an Mineralstoffen als kalte Quellen.

Heilwasser: Es enthält meist viele Mineralstoffe und Spurenelemente. Durch das Trinken dieses Wassers wird der Stoffwechsel stimuliert, die Tätigkeit von Herz und Kreislauf sowie Magen, Darm und Nieren wird abhängig von der Zusammensetzung der Inhaltsstoffe unterstützt. Übrigens wird Heilwasser als Arzneimittel eingestuft und bedarf deshalb der amtlichen Zulassung.

Thalasso-Therapie: Diese Anwendung nutzt die Kraft des Meeres und seiner Flora. Die Behandlung umfasst Algenpackungen, Massagen, Bäder im warmen Meereswasser und Spaziergänge am Meeresstrand. Die Reize von Luft und Wasser, das Salz des Wassers sowie die gesunden Inhaltsstoffe der Algen wirken sich positiv auf den gesamten Organismus aus.

Kneipp-Therapie: Abwechselnd warme und kalte Güsse von den Fußspitzen in Richtung Herz, Wassertreten in kaltem Wasser und eine gesunde Ernährung kennzeichnen die Kneipp-Therapie, benannt nach dem Gründer Pfarrer Sebastian Kneipp aus Bad Wörishofen. Die Kneipp-Therapie stärkt vor allem das Herz-Kreislauf-System. Eine regelmäßige Anwendung führt zur Verbesserung der Lebensqualität.

Sole: Hier handelt es sich um Salzlösungen mit einem Salzgehalt bis zu sechs Prozent. Diese werden für Bäder, Umschläge und zum Einreiben verwendet. Solebäder etc. hemmen Entzündungen im Gelenk.

Moorbad: Darunter versteht man ein Teil- oder Vollbad mit Badetorf. Im Gegensatz zu Wasser gibt Torf die Wärme nur sehr langsam ab. Dadurch lassen sich Überwärmungsbäder gut durchführen: Hier tritt Wärme in den Körper ein, kann aber von diesem nicht abgegeben werden, da er vom Moor nahezu vollständig bedeckt ist.

Kohlensäurebad: Das Wasser eines Kohlensäurebades enthält Kohlendioxid. Dadurch werden der Kreislauf angeregt und die Durchblutung und damit die Versorgung mit Nährstoffen gefördert. Das Herz wird entlastet, der Blutdruck gesenkt.

Bewegungsbad: Hier werden die Muskeln und gelenksnahen Bänder- und Sehnenstrukturen trainiert, gestärkt und der Kreislauf stimuliert.

Elektrotherapie

Die Elektrotherapie umfasst alle Anwendungen, bei denen elektrischer Strom zu therapeutischen Zwecken verwendet wird. Der Erfolg dieser Methode beruht auf der Tatsache, dass der Körper leitfähig ist. So sind Blut sowie Lymph- und Gehirnflüssigkeit, Urin, Organe und Muskulatur gute Leiter. Als schlechte Leiter werden dagegen Fettgewebe, Gelenkkapsel, Sehnen, Knochen und Nerven eingestuft. Hornschicht, Haare und Nägel stellen Isolatoren dar.

Elektrische Reize lösen am menschlichen Körper Reaktionen aus und können auf diesem Weg Schmerzen lindern, die Durchblutung verbessern sowie die Muskulatur an- und entspannen. Je nach Methode werden Gleichstrom sowie Nieder-, Mittel- und Hochfrequenzen verwendet. Die Elektrotherapie wird häufig auch mit anderen Therapieverfahren kombiniert.

!

Elektrische Reize können Schmerzen lindern, die Durchblutung verbessern sowie die Muskulatur an- und entspannen.

Die Vorläufer der Elektrotherapie

Schon in der Antike waren erste Vorläufer der heutigen Elektrotherapie bekannt: Bereits im 1. Jahrhundert n. Chr. behandelte der römische Arzt Scribonius Largus Patienten mit Gicht und Kopfschmerzen mittels elektrischer Impulse von Zitterrochen.
Als Begründer der Elektrotherapie gilt Christian Gottlieb Kratzenstein, der 1744 eine Dokumentation über die Anwendung der Elektrotherapie veröffentlichte. 1790 entwickelte Luigi Galvani die Elektrotherapie mit einer speziellen Form weiter – dem sogenannten Galvanismus. 1839 entdeckte Michael Faraday den Induktionsstrom im magnetischen Feld.
Guillaume-Benjamin Duchenne entwarf 1855 Elektroden, die den elektrischen Strom auf bestimmte Körperbereiche lenken. Im Jahr 1930 entwickelte Erwin Schliephake die Kurzwellentherapie (Diathermie), bei der hohe Frequenzen verwendet werden.

TENS

Eine Sonderform der Elektrotherapie ist die Transkutane Elektrische Nervenstimulation (TENS): Auf der Haut angebrachte selbstklebende Elektroden, die an ein tragbares Gerät gekoppelt sind, regen das Nervensystem an und können dadurch Muskelverkrampfungen lösen und Schmerzen lindern. Der Reiz ist nicht schmerzhaft, man verspürt lediglich ein leichtes Kribbeln. TENS kommt bei akuten und chronischen Schmerzformen zum Einsatz, auch bei Gelenkschmerzen im Rahmen einer Arthrose.

Durch elektrische Flutung der Schmerzfühler in und unterhalb der Haut (sogenannte Nozizeptoren) wird die Aktivität dieser Rezeptoren verringert. TENS-Ströme fördern außerdem auch die Freisetzung körpereigener Stoffe zur Schmerzhemmung im Gehirn: die sogenannten endogenen Morphine oder Endorphine. Die Schmerzwahrnehmung nimmt also im Verlauf der TENS-Behandlung nachhaltig ab. Daher ist eine Reizstromtherapie mittels TENS-Behandlung bei Strukturschäden wie Hüftarthrose eine gute Ergänzung zur klassischen Schmerztherapie mit Medikamenten und kann den Schmerzmittelgebrauch deutlich reduzieren.

Isometrisches Muskeltraining

> !
>
> Zur Erhaltung und Stärkung der Muskelkraft des geschädigten Gelenks eignet sich besonders das isometrische Muskeltraining.

Wenn Sie die Muskelkraft des geschädigten Gelenks erhalten bzw. wieder stärken wollen, eignet sich besonders das isometrische Muskeltraining, bei dem eine haltende Kraft gegen einen Zug oder Druck ausgeübt wird. Beim isometrischen Muskeltraining werden die Muskeln weder gestreckt noch zusammengezogen, sondern durch statische Übungen trainiert. Nur die Muskelspannung wird verändert, was nach außen häufig gar nicht zu erkennen ist.

Durch die regelmäßige Anwendung des isometrischen Trainings gelingt es, mit einem nur geringen Zeitaufwand die Muskeln zu kräftigen, ohne dabei die Gelenke zu belasten. Denn durch dieses Training wird im Muskel Spannung erzeugt, wodurch der sogenannte Aktivierungsgrad des Muskels erhöht und dadurch wiederum die Muskelkraft gesteigert wird. Übrigens: Das bekannte Armdrücken ist ursprünglich eine Variante des isometrischen Trainings.

Grundsätzlich gilt für jede Übung, die übrigens mehrmals täglich – auch bei Bettlägerigkeit – durchgeführt werden kann:

- Stellen Sie sich bei jeder Übung einen imaginären Widerstand vor, den Sie wegdrücken oder ziehen.
- Spannen Sie die Muskeln so fest wie möglich an.
- Halten Sie die Muskelspannung sechs bis acht Sekunden.
- Machen Sie danach 20 bis 30 Sekunden Pause.
- Trainieren Sie immer mit höchstens 40–70 Prozent der Maximalkraft, denn dann ist der Muskelzuwachs am größten und es besteht keine Verletzungsgefahr.

Achtung: Isometrisches Training führt zu einem deutlichen Blutdruckanstieg: Aufgrund des Drucks ziehen sich die Muskeln zusammen und drücken auf die Blutgefäße. In Folge erhöht sich der Blutdruck, um die Gefäße mit Blut zu versorgen. Sollten Sie an Bluthochdruck oder Herz-Kreislauf-Beschwerden leiden, machen Sie bitte keine isometrischen Übungen. Auch können diese zu Pressatmung führen, die vor allem im Alter ein Risiko darstellt.

Einige isometrische Übungen bei Arthrose

Schulter:

- Beide Hände vor dem Körper mit aller Kraft gegeneinanderdrücken.
- In eine Tür stellen und mit der maximalen Kraft die Arme und Hände seitlich oder nach oben gegen den Rahmen drücken.
- Den Ellenbogen in einer Beugung von 90 Grad an den Rumpf anlegen und dann versuchen, den Arm gegen den Türrahmen nach außen zu drücken.
- Beide Hände vor der Brust mit aller Kraft zusammendrücken.

Hüfte:

- In Rückenlage die Fußspitzen hochziehen, die Fersen in den Boden drücken, die Oberschenkel anspannen, die Pobacken zusammendrücken und gleichzeitig den Bauchnabel in Richtung Boden ziehen. Dabei die Arme anspannen und in Richtung Füße ziehen. Die Finger zeigen zur Decke.
- Im Stand mit dem Bauch bzw. der Hüfte beidseitig an einen Tisch lehnen und dort verharren. Die Hände nur leicht aufstützen. Das Gewicht auf das Bein mit der gesunden Hüfte und das Bein mit der arthrotischen Hüfte langsam vom Körper wegbewegen. Dann wieder bis zur Ausgangsstellung heranziehen.
- Im Stand wie oben erst das Bein mit gesunder Hüfte, dann das mit kranker Hüfte (jedoch deutlich sanfter!) mit gestrecktem Knie nach hinten bewegen, dort halten und dann in die Ausgangshaltung zurückbewegen.

Knie/Sprunggelenk:

- Auf den Boden setzen oder legen, die Beine leicht anwinkeln. Dann die Fersen gegen den Fußboden drücken und die Muskeln auf der Rückseite des Oberschenkels anspannen. Die Spannung sechs bis acht Sekunden halten, dann entspannen.
- Auf den Bauch legen, eine Knierolle unter die Knöchel des Beines mit der kranken Hüfte legen. Die Knöchel nach unten in die Knierolle drücken. Das Bein sollte soweit wie möglich gestreckt sein.

Hand/Finger:

- Alle Finger strecken, dann behutsam zu einer Faust ballen, danach wieder strecken; eine ideale Hilfe bei dieser Übung können ein Schwamm oder ein weicher Gummi sein, auf den die Faust vorsichtig Druck ausübt.

Manuelle Therapie

Massagen

Unter Massagen versteht man alle Anwendungen, die der mechanischen Reizung der Haut bzw. der darunter liegenden Schichten zu Heilzwecken dienen. Auch Massagen können Ihre Beschwerden lindern. Der Grund: Durch Massagen entspannt sich die Muskulatur, die Gelenke werden gestützt. Schließlich regen Massagen die Durchblutung des betroffenen Körperbereichs an und fördern die Versorgung mit Nährstoffen. All dies zusammen löst die im Rahmen einer Arthrose auftretenden schmerzhaften Verspannungen. Erreicht wird dies durch spezielle Handgriffe des Masseurs auf Bindegewebe, Haut und Muskeln. Massageöle verstärken den positiven Effekt einer Massage auf Bindegewebe, Muskeln und Haut.

!

Massageöle verstärken den positiven Effekt einer Massage auf Bindegewebe, Muskeln und Haut.

Medizinische Massagen beeinflussen den gesamten Organismus vielfältig. Sie

- steigern die Durchblutung von Muskeln und Bindegewebe,
- entstauen Venen und Lymphgefäße,
- regulieren die Muskelspannung,
- reduzieren die Schmerzen,
- wirken entspannend auch auf die Psyche.

Massagen eignen sich nicht

- bei akuten Entzündungen wie fieberhaften Erkrankungen,
- bei Hauterkrankungen,
- während der Schwangerschaft, vor allem in den ersten drei Monaten,
- innerhalb der ersten drei Monate nach Herzinfarkt oder Schlaganfall,
- bei bösartigen Tumoren, da eine Massage ein erhöhtes Wachstum und eine gesteigerte Bildung von Metastasen auslösen kann.

!

Tuina basiert auf der Massagetechnik Anmo, dem Drücken (An) und Streichen (Mo).

Tuina-Massage

Die Art der Massage gehört zur Traditionellen Chinesischen Medizin (siehe S. 111). Tuina basiert auf der Massagetechnik Anmo, dem Drücken (An) und Streichen (Mo). Sie beinhaltet sehr viele verschiedene Grifftechniken, z. B. Streichen entlang des Muskel- und Meridianverlaufs (Meridiane sind Leitbahnen, in denen nach chinesischer Auffassung das Qi, die Lebensenergie, fließt), Drücken von Akupunkturpunkten, rhythmisches Klopfen mit der Handkante und verschiedenste rollende, schiebende oder reibende Bewegungen.

Die Tuina-Massage dient der Lösung von Blockaden der in den Meridianen fließenden Lebensenergie. Sie hat sich auch bei Arthrose-Patienten zur Linderung der Beschwerden bewährt. Wie auch andere Massagen darf die Tuina-Massage nicht angewendet werden bei akuten Infektionen oder Verletzungen, Blutungsneigung, Entzündungen, Funktionsschwächen innerer Organe, während der Schwangerschaft, bei schwerer Osteoporose und Tumorerkrankungen. Neben der Tuina-Massage für Erwachsene gibt es außerdem die „Kinder-Tuina“.

Dorn-Methode

Zur manuellen Therapie gehört auch die Dorn-Methode, mit deren Hilfe Blockaden und Fehlstellungen des gesamten Bewegungsapparates behoben werden können. Im Gegensatz zur Chiropraktik werden keine ruckartigen Bewegungen durchgeführt. Es handelt sich also um eine sanfte Therapie. Die Behandlung erfolgt ausschließlich mit den Händen.

!

Die Dorn-Methode kann krankhafte Veränderungen des Bewegungsapparates korrigieren helfen.

Wenn leichte Gelenk- oder Wirbelfehlstellungen im Laufe der Zeit zu degenerativen Erkrankungen wie einer Arthrose geführt haben, kann die Dorn-Methode diese krankhaften Veränderungen des Bewegungsapparates korrigieren helfen. Zu diesem Zweck überprüft der Heilpraktiker zunächst Hüft-, Knie- und Sprunggelenke. Häufig wird dabei eine in der Regel seitenungleiche Vergrößerung des Hüftgelenkspalts aufgrund einer unvollständigen Ausrenkung des Hüftgelenks gesehen, die zu einer relativen Verlängerung eines Beines und in der Folge davon zum Beckenschiefstand führen kann. Dies wiederum kann eine Arthrose des Knie-, Sprung- und Hüftgelenks zur Folge haben. In der Regel gelingt es dem Dorn-Therapeuten mit speziellen Handgriffen, das teilweise ausgerenkte Gelenk wieder einzurichten.

Rolfing

Beim Rolfing, auch unter der Bezeichnung Strukturelle Integration bekannt, handelt es sich um eine auf das Bindegewebe (unter anderem Sehnen, Bänder, Bandscheiben, Gelenkknorpel und die Faszien) bezogene manuelle Therapie.

Ida Rolf

Der Name Rolfing geht auf die US-amerikanische Biochemikerin Ida Rolf zurück, die die Methode entwickelt hat. Sie entdeckte, dass eine optimale Körperhaltung auf einer optimalen Ausrichtung der einzelnen Körperabschnitte basiert: Rolf verglich die von ihr definierten Körperbereiche mit Bausteinen, die beim gesunden Menschen lotgemäß wie Elemente eines Turmes aufeinander aufliegen (Kopf, Schultern, Brust, Bauch, Hüften, Ober- und Unterschenkel sowie Füße). In Verschiebungen dieses Aufbaus, also Fehlhaltungen, sah Ida Rolf die Ursache einer Vielzahl von Erkrankungen. Eine beeinträchtigte Haltung führt ihrer Meinung nach zu Ausgleichsbemühungen des Körpers – ein Energieaufwand, der dem Organismus dann zur Abwehr von Krankheiten fehlt.

Ziel des Rolfing ist es nicht nur, lokale Beschwerden zu verringern, sondern vor allem die komplette Körperstatik zu normalisieren und so eine gelenkschonende Bewegung zu ermöglichen.

Zu Beginn der ersten Sitzung untersucht der Therapeut den Patienten und stellt fest, in welchen Körperbereichen Verspan-

!

Nach Ida Rolf kann auch Stress die Struktur des Bindegewebes beeinflussen.

nungen und Verkürzungen bestehen. In den ersten Therapiestunden werden Bindegewebe, Sehnen und Bänder gelockert. Der Patient muss dazu liegen, sitzen, stehen oder gehen. Viele empfinden diese Massagen mit Knöcheln, Fingern und Ellenbogen als etwas schmerzhaft. Es folgen in den weiteren Sitzungen Übungen zur Körperhaltung im Stehen und Gehen. Eine Sitzung dauert rund anderthalb Stunden. In der Regel folgen zehn Rolfing-Sitzungen in einem Zeitraum von zwei oder drei Monaten aufeinander. Rolfing ist für Menschen jeglichen Alters geeignet.

Bei Herzerkrankungen, Schlaganfall, akutem Bandscheibenvorfall, Arthritis, Osteoporose und Einnahme blutgerinnungshemmender Medikamente sowie entzündlichen Erkrankungen des Bindegewebes ist Rolfing weniger bzw. nicht empfehlenswert.

Kraniosakraltherapie

Bei der Kraniosakraltherapie handelt es sich sowohl um eine manuelle Therapie als auch um eine energetische und emotionale Arbeit. Kraniosakral heißt die Therapie, da sie zwischen dem Schädel (lateinisch *cranium*) und dem Kreuzbein (lateinisch *sacrum*) durchgeführt wird. Der Fokus der Therapie liegt auf der Beeinflussung der rhythmischen Bewegungen der Rückenmarksflüssigkeit (Liquor), die sich zwischen Schädel und Kreuzbein befindet und das Zentralnervensystem des Menschen umfließt.

John E. Upledger

Die heute in Deutschland praktizierte Kraniosakraltherapie basiert auf den Entdeckungen von John E. Upledger. Er entwickelte die Therapie, die ihren Ursprung in der Osteopathie hat, in den 1980er Jahren zu einer eigenständigen alternativen Behandlungsform.

Die Basis für die Arbeit mit dem kraniosakralen System bildet die Tatsache, dass sich die verschiedenen durch Nähte miteinander verbundenen Teile des Schädels in Bewegung befinden, und zwar aufgrund der Bewegung der Gehirn- und Rückenmarksflüssigkeit. Die Dehnbarkeit der Knochennähte ist zwar minimal, doch kann dies von einem Therapeuten genau gespürt und beeinflusst werden. Es ist ihm möglich, sanft mit den Hirn- und Rückenmarkshäuten, den Bewegungen des Liquors und dem Nervensystem sowie mit den Knochen, Muskeln und dem Bindegewebe Kontakt aufzunehmen.

Aber nicht nur die Region zwischen Schädel und Kreuzbein bewegt sich nach der den Vertretern dieser Therapie in einer Form, die einem Öffnen oder Schließen ähnelt, sondern der ganze Körper. Jede Krankheit verursacht spezifische Abweichungsmuster von der rhythmischen Grundbewegung. Hier können durch die Kraniosakraltherapie, also durch bestimmte Handgriffe, auch bei Arthrose Korrekturimpulse gesetzt werden.

!

Die Rückenmarksflüssigkeit (Liquor) befindet sich zwischen Schädel und Kreuzbein und umfließt das Zentralnervensystem des Menschen.

Osteopathie

Auch bei der Osteopathie handelt es sich um eine ganzheitliche Therapie, die hauptsächlich die Diagnose und Behandlung – beide erfolgen mit den Händen – von Bewegungsstörungen ermöglicht. Unter Bewegung versteht die Osteopathie neben den Bewegungen der Gelenke vor allem sehr feine Bewegungen wie unseren Atem, das Pulsieren des Blut- und Lymphstroms, die Eigenbewegung der Bauchorgane und den primären Lebensimpuls aus dem zentralen Nervensystem. Für Gesundheit und Wohlbefinden spielt die freie Beweglichkeit aller Strukturen unseres Körpers eine entscheidende Rolle.

Andrew Taylor Still

Begründer der Osteopathie ist Andrew Taylor Still (1828–1917). Er erkannte, dass Beschwerden von Muskeln und Organen häufig durch Blockaden an der Wirbelsäule verursacht werden. Bei Still standen zuerst Erkrankungen des Knochens im Mittelpunkt, denn für ihn war der Knochen der krankheitserregende Ausgangspunkt der Probleme. Dies ist auch für das Wort Osteopathie verantwortlich, griechisch *osteon* (Knochen) und *pathos* (Leiden). Später erkannte Still, dass auch das Verbindungsgewebe zwischen Organen, Muskeln, Sehnen und Bänder für Fehlfunktionen sorgen kann.

Der Osteopath untersucht alle drei Systeme des menschlichen Körpers, das parietale System (Bewegungsapparat), das viszerale System (Organsystem) und das cranio-sacrale System (die Bewegung der Schädelknochen). Dabei wird er die in ihrer Beweglichkeit eingeschränkten Strukturen entdecken und durch sanfte Manipulation mit den Händen lösen. Jetzt können die Selbstheilungskräfte des Organismus wieder problemlos fließen. Der Körper kann sich regenerieren, chronische Beschwerden können verringert werden. Auf diese Weise kann der Osteopath tiefgreifende Wirkungen erreichen – manchmal schon nach wenigen Sitzungen. Bei stark chronifizierten Beschwerden ist jedoch in der Regel eine längerfristige Behandlung erforderlich.

Typische Anwendungsbereiche sind beispielsweise Arthrose (parietales System), Verdauungsstörungen (viszerales System) und Kiefergelenksbeschwerden bzw. ebenfalls Arthrose (kraniosakrales System).

Chiropraktik

Da man die Ursache der Arthrose – die Degeneration des Gelenkknorpels – nicht beheben kann, stehen bei der Behandlung die Linderung der Beschwerden und die Verlangsamung des Voranschreitens der Erkrankung im Mittelpunkt. Die Chiropraktik kann bei einer Arthrose im Anfangsstadium helfen – und das, wie der Name sagt, ohne Medikamente, Injektionen oder Operationen: Chiropraktik bedeutet so viel wie „mit der Hand behandeln". Diese Behandlungsmethode kann Blockierungen und Verlagerungen von Wirbeln oder Gelenken lösen.

!

Die Chiropraktik kann Blockierungen und Verlagerungen von Wirbeln oder Gelenken lösen.

Daniel David Palmer

Die Chiropraktik wurde in Amerika von D. D. Palmer Ende des 19. Jahrhunderts zu einem ganzheitlichen System entwickelt. Es beruht auf dem unumstrittenen Wissen, dass das Nervensystem jede Zelle, jedes Organ, jeden Muskel und alle Organsysteme kontrolliert und koordiniert. Die Chiropraktik spielt vor allem in Amerika eine bedeutende Rolle und ist dort im Gegensatz zu Deutschland von der Schulmedizin anerkannt.

Die eigentliche chiropraktische Behandlung besteht in einer spezifischen, sanften Manipulation oder Mobilisation der gestörten (Wirbel-)Gelenke. Blockierte Gelenke werden dadurch wieder beweglich gemacht, die Gelenkflächen wieder korrekt gegeneinander ausgerichtet. Dadurch werden die Belastung der bereits erkrankten Gelenke reduziert und Schmerzen gelindert. Ziel der Behandlung ist es, einen möglichst optimalen Bewegungsablauf zwischen den noch nicht betroffenen Gelenken zu gewährleisten, um Verschleiß vorzubeugen und die bereits betroffenen Gelenke so beweglich wie möglich zu halten, um weiteren Verschleiß hinauszuzögern.

Achtung: Die Chiropraktik eignet sich zur Behandlung ausschließlich bei der Arthrose im Anfangsstadium. Sie erreicht ihre Grenzen bei fortgeschrittener Arthrose.

Feldenkrais-Methode

Bei der Feldenkrais-Methode, die sich als Lernmethode und nicht als Therapie begreift, werden Körper und Bewusstsein gleichzeitig geschult: Der Übende muss sich vergegenwärtigen, wie eine Bewegung abläuft, während er sie durchführt. Die bewusste Ausführung der Bewegungen aktiviert die betreffenden Stellen in der Großhirnrinde, die über Nervenbahnen mit den Muskeln verbunden sind. Nun lernt der Übende, bekannte Bewegungen auf neuen und verschiedenen Wegen auszuführen und damit die Beschwerden der Erkrankung zu umgehen. Belastende oder schmerzhafte Bewegungen können auf diese Weise bewusst durch andere, leichtere Bewegungsabläufe ersetzt werden. Ergebnis sind eine verbesserte Körperwahrnehmung und neue Bewegungsmöglichkeiten für einen bewussteren Umgang mit sich selbst. Von dieser besseren Körperhaltung profitieren auch Patienten mit Arthrose.

!

Die Feldenkrais-Methode orientiert sich am „organischen Lernen."

Die Feldenkrais-Methode orientiert sich am „organischen Lernen." Sie wird in der Gruppe und in Einzeltherapie durchgeführt. In der Gruppe erlernt man neue Bewegungsabläufe, in der Einzelarbeit werden Korrekturen und die Feinarbeit vorgenommen.

Moshé Feldenkrais

Der Begründer der Feldenkrais-Methode ist Moshé Feldenkrais (1904–1984). In Russland geboren, wanderte er mit 15 Jahren ins damalige Palästina aus. In Tel Aviv studierte er Maschinenbau und Elektroingenieurwesen. Nach einer Knieverletzung widmete der passionierte Sportler und Wissenschaftler seine Forschungsarbeit dem Bewegungsapparat des Menschen.

Traditionelle Chinesische Therapie

Den Körper durch ein gesundes Leben zu schützen ist eine der grundlegenden Lehren der chinesischen Medizin. Und dies galt schon vor Tausenden von Jahren: Schon früh erkannten die altchinesischen Heilkundigen, dass ein gesunder Geist eine Vorbedingung für einen gesunden Körper ist, da beide untrennbar miteinander verbunden sind.

Die Traditionelle Chinesische Medizin (TCM) geht auf den Philosophen Lao Tse zurück, der vermutlich im 6. Jahrhundert v. Chr. lebte. Er verbreitete die Lehre vom Gleichgewicht von Yin und Yang. Stehen diese nicht im Einklang bzw. im Gleichgewicht miteinander, hat dies Blockaden des Qi, der Lebensenergie, zur Folge. Diese Blockaden sind die Ursache für viele Krankheiten. So werden auch degenerative Gelenkserkrankungen wie die Arthrose auf eine Blockade von Qi zurückgeführt.

!

Die TCM führt degenerative Gelenkserkrankungen wie die Arthrose auf eine Blockade von Qi zurück.

In die TCM fließen verschiedene altchinesische philosophische Lehren ein. Je nach Gewichtung, Interpretation bzw. Übersetzung dieser Lehren haben sich im Laufe der Zeit verschiedene Schulen der chinesischen Medizin entwickelt. Heute kennt die TCM sechs verschiedene Kategorien von Krankheiten, die sich aufgrund der fünf Elemente – Wasser, Feuer, Holz, Metall und Erde – unterscheiden. Sie umfasst verschiedene Behandlungsformen, wozu auch die Akupunktur und die Akupressur gehören. Die bei uns angewendete Fußreflexzonenmassage beruht ebenfalls auf den Lehren der TCM.

Akupunktur

Akupunktur soll wie jede TCM-Methode die Blockade von Qi lösen und zugleich den Fluss von Qi fördern. Dazu werden feine Einmalnadeln (lateinisch *acus* = Nadel) in spezifische Hautpunkte gestochen. Dort verbleiben sie rund 20 bis 30 Minuten und entfalten ihre heilsame Wirkung. Die meisten Akupunkturpunk-

!

Die meisten Akupunkturpunkte befinden sich auf unsichtbaren Energiebahnen, den sogenannten Meridianen.

te befinden sich auf unsichtbaren Energiebahnen, den sogenannten Meridianen. Häufig liegen sie aber auch in Haut- und Muskelzonen in der Nähe des Schmerzes oder der erkrankten Organe. Für die meisten Patienten wirkt die Akupunktur wohltuend und

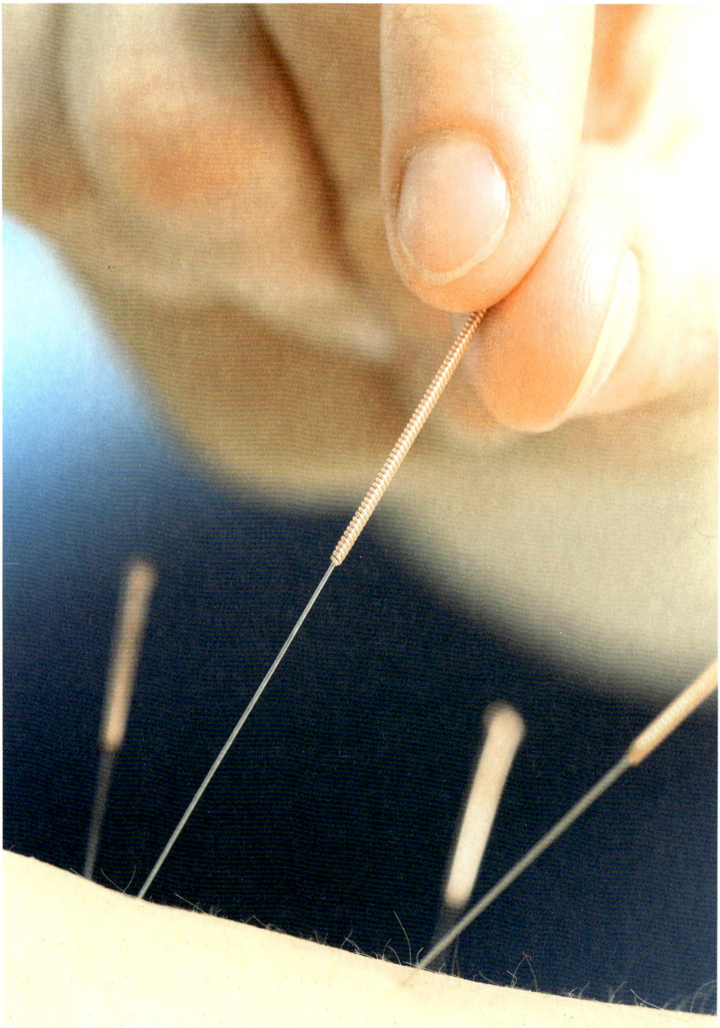

Viele Arthrosepatienten profitieren vom schmerzlindernden Effekt der Akupunktur.

entspannend. Der im Fall der Arthrose schmerzlindernde Effekt tritt relativ schnell ein.

Was genau bei einer Akupunktur im Körper abläuft, ist wissenschaftlich auch heute noch nicht vollständig aufgeklärt. Man weiß jedoch, dass die heilende Wirkung unter anderem darauf beruht, dass der stimulierende Reiz der Nadeln im Gehirn zu einer vermehrten Freisetzung schmerzlindernder und stimmungsaufhellender Substanzen führt. Dazu gehören Serotonin und körpereigene Morphine. Dies zeigen moderne Verfahren wie die funktionelle Kernspintomografie. Klinische Untersuchungen belegen, dass die Akupunktur bei chronischen Kopf-, Rücken- und Gelenkschmerzen (beispielsweise infolge einer Arthrose) in drei von vier Fällen zu einer deutlichen und lang anhaltenden Schmerzlinderung führt.

Akupunktur bei Kniegelenkarthrose
Zwölf Akupunkturbehandlungen können die Schmerzen bei einer Kniegelenkarthrose deutlich verringern und die Gelenkbeweglichkeit erheblich verbessern. Dies sind die Ergebnisse einer Studie der Berliner Charité unter der Leitung von Claudia Witt. 300 Patienten mit einer chronisch schmerzhaften Kniegelenkarthrose wurden entweder mit echter Akupunktur, einer Scheinakupunktur oder gar nicht behandelt, sondern auf die Warteliste gesetzt. Bei der Scheinakupunktur setzten die Ärzte die Nadeln nur oberflächlich. Nur die echte Akupunktur erwies sich als wirksam. Die Besserung hielt mindestens acht Wochen an.

Fußreflexzonenmassage

Auch die Fußreflexzonenmassage, die ebenfalls ihren Ursprung in der TCM hat, kann Schmerzen im Rahmen einer Arthrose lindern. Sie geht davon aus, dass jedes Organ des menschlichen Körpers über Nervenbahnen mit den Füßen verbunden ist. Die Füße sind in verschiedene Reflexzonen unterteilt, die in Verbindung mit anderen Körperteilen stehen. In jeder Reflexzone finden sich also die Nervenenden eines bestimmten Organs.

Durch einen einfachen Tastbefund der Fußsohle kann der Therapeut herausfinden, welche Organe besonders belastet sind und die Schmerzen verursachen. Durch Druck stimuliert er nacheinander die verschiedenen Reflexzonen. Treten Schmerzen auf, führt die stimulierte Reflexzone zum erkrankten Organ. Wird die entsprechende Reflexzone weiter durch Druck stimuliert, aktivieren sich die Selbstheilungskräfte des Körpers und lösen sich Verspannungen. Außerdem wird die Durchblutung verstärkt. All dies bekämpft den Schmerz im entsprechenden Organ, die blockierte Energie kann wieder fließen.

!

Klinische Studien zeigen, dass die Fußreflexzonenmassage die im Rahmen einer Arthrose auftretenden Schmerzen deutlich lindern kann.

Klinische Studien zeigen, dass die Fußreflexzonenmassage die im Rahmen einer Arthrose auftretenden Schmerzen deutlich lindern kann. Auch die Beweglichkeit des Knies verbesserte sich deutlich.

Andere alternative Behandlungsmethoden

Neuraltherapie

Die Neuraltherapie ist ein naturheilkundliches Verfahren, das Lokalanästhetika (örtliche Betäubungsmittel) sowohl zur Diagnose als auch zur Therapie von Erkrankungen einsetzt. Bei Arthrose-Patienten wurden mit dieser Therapiemethode bereits sehr gute Erfolge erzielt, auch wenn ihre Wirksamkeit bisher nicht wissenschaftlich erwiesen wurde.

Zu Beginn erhalten die Patienten wöchentlich, später dann in längeren Intervallen eine Injektion mit einem Lokalanästhetikum. Eine solche Injektion fördert die Durchblutung des betroffenen Gelenks, wodurch dieses wieder mit den notwendigen Mikronährstoffen, Spurenelementen etc. versorgt wird. Gleichzeitig werden Entzündungsparameter sowie Abbauprodukte abtransportiert. Der Körper kann auf diese Weise organische Schäden teilweise reparieren. Die Schmerzen gehen zurück. Starke Verschleißerscheinungen können zwar auch durch die Neuraltherapie nicht mehr repariert werden, allerdings können durch diese Therapie die Schmerzen nachhaltig reduziert werden.

Baunscheidt-Therapie (Hautreizverfahren)

Das Baunscheidtieren wurde im 19. Jahrhundert durch den Gewerbelehrer und Erfinder Carl Baunscheidt erfunden. Heute ist das auch als Akupunktur des Westens bezeichnete Verfahren nahezu in Vergessenheit geraten – zu Unrecht. Es gehört zu den klassischen Ausleitungsverfahren der Naturheilkunde und kann auch bei Arthrose die Beschwerden deutlich lindern, auch wenn es bisher keine wissenschaftlichen Nachweise gibt.

Carl Baunscheidt

Der Erfinder und Mechaniker Carl Baunscheidt (1809–1873) litt an Gicht und einer Arthrose des Daumengelenks. Es heißt, eines Sommertages wurde er von mehreren Mücken und oder Bienen in die arthrotische Hand gestochen. Nach dieser „Stichattacke" ließen die Bewegungsschmerzen deutlich nach. Baunscheidt entwickelte daraufhin ein sogenanntes Stichelgerät, welches die Mücken- bzw. Bienenstiche imitierte.

Heute hat das Baunscheidt-Gerät einen Behandlungskopf mit rund 20 Nadeln. Mit leichter Federkraft schnellt dieser auf die Haut und erzeugt so 0,5–1 mm tiefe, kleine Löcher in der aderlosen Oberhaut. Mit wiederholten Nadelungen können im Rahmen einer einzigen Behandlung bis zu handgroße Hautflächen genadelt werden. Es folgt die Einreibung mit hautreizendem Öl, um einen sogenannten Heil-Ausschlag der genadelten Haut zu erreichen. Dieser kann bis zu einer Woche anhalten. Unter Naturheilkundlern gilt diese Behandlungsform als einfach. Jedoch ist gründliches medizinisches Wissen erforderlich. So darf nicht auf dünner Haut über Knochen (Kniegelenk, Wangen, Schläfen) genadelt werden, denn dies würde zu Verletzungen führen. Die Behandlung kann bis zu achtmal jährlich wiederholt werden.

Schröpfen

Beim Schröpfen handelt es sich um eine uralte Heilmethode, die nur in der alternativen Medizin eingesetzt wird. Es gehört zu den ausleitenden Verfahren. Schröpfen eignet sich sehr gut zur Behandlung von Arthrose, aber auch Schmerzen, Muskelverspan-

Studie: Schröpfen lindert Kniearthrose

Forscher des Instituts für Sozialmedizin, Epidemiologie und Gesundheitsökonomie der Berliner Charité haben in einer Pilotstudie gezeigt, dass pulsierendes Schröpfen die Beschwerden einer Kniearthrose lindert.

Die Schröpfanwendung wurde mittels eines Gerätes durchgeführt, das in den Schröpfköpfen pulsierend ein Vakuum erzeugt. Die Schröpfköpfe wurden jeweils für zehn Minuten im unteren Rückenbereich und fünf Minuten auf dem betroffenen Kniegelenk angesetzt. Die 21 Studienteilnehmer in der Schröpf-Gruppe erhielten über vier Wochen zweimal in der Woche eine Anwendung, also insgesamt acht Anwendungen. Hinsichtlich Schmerzen, Gesamtbeurteilung von Steifheit und Beweglichkeit sowie körperlicher Lebensqualität zeigten sich in der Schröpf-Gruppe signifikante Verbesserungen nach vier Wochen, die teilweise nach zwölf Wochen noch anhielten. Nach Abschluss der Studie berichteten zehn Patienten der Schröpf-Gruppe über einen Rückgang ihrer Beschwerden. Bei acht wurde keine Veränderung festgestellt, drei Patienten gaben eine Verschlechterung an.

nungen, Bandscheibenproblemen und weiteren Erkrankungen des Bewegungsapparates.

Beim Schröpfen werden üblicherweise vier bis zehn Schröpfgläser oder Schröpfköpfe direkt auf sogenannte Reflexzonen der Haut gesetzt. Durch eine Saugpumpe oder durch heiße Luft, die im Schröpfglas abkühlt, wird ein Unterdruck erzeugt. Dadurch wird über eine Reiztherapie an der Körperoberfläche – Haut und Bindegewebe – eine regulative Wirkung auf Krankheitsprozesse erreicht. Die Durchblutung am Ansatzort wird verbessert. Häufig entsteht ein kleiner Bluterguss, wenn oberflächliche Blutgefäße verletzt werden, der jedoch schon nach kurzer Zeit wieder verschwindet.

!

Schröpfen eignet sich sehr gut zur Behandlung von Arthrose.

Schöpfgläser werden auf Reflexzonen der Haut gesetzt und verbessern dort die Durchblutung.

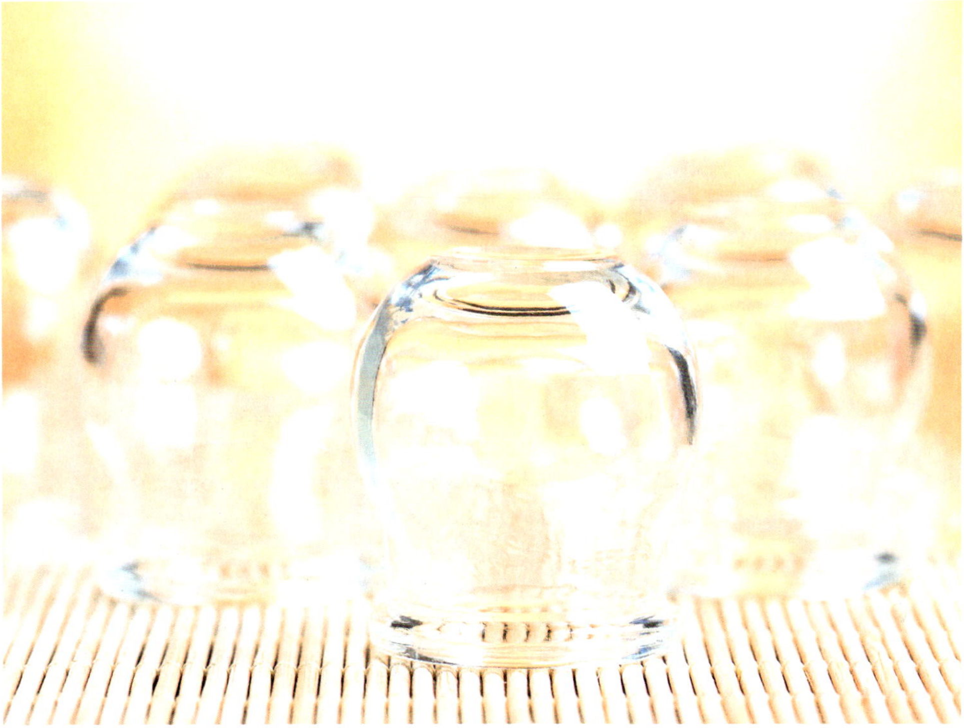

Blutegel-Therapie

Die Blutegel-Therapie ist ein klassisches Naturheilverfahren und wird schon seit Tausenden von Jahren angewendet. Seit einiger Zeit wird diese Therapie wieder neu entdeckt. Die ersten Aufzeichnungen zur Blutegel-Therapie finden sich in altindischen Schriften. Im 18. Jahrhundert erlebte die Blutegel-Therapie eine wahre Hochzeit, wurde jedoch schon kurze Zeit später dem Vampirismus gleichgesetzt und verlor damit mehr und mehr an Bedeutung.

!

Das heilende Geheimnis der Blutegel liegt in der besonderen Zusammensetzung ihres Speichels.

Das heilende Geheimnis der Blutegel liegt in ihrem Speichel bzw. in dessen besonderer Zusammensetzung, die bis heute nur zum Teil aufgeklärt werden konnte. Beim Saugen gibt der Blutegel verschiedene Substanzen in die Blutbahn. Am bekanntesten ist wohl Hirudin, das das Blut verdünnt und vorhandene Entzündungen bekämpft. Es handelt sich also um einen sanften und langsamen Aderlass.

Heute wendet man die Therapie wieder erfolgreich gegen Kniearthrose an. Dabei werden an die schmerzende Stelle zwei bis sechs Egel angelegt. Haben sie sich nach circa 30–40 Minuten vollgesogen, fallen sie von allein ab. Am Tag nach der Therapie braucht das betroffene Gelenk eine Ruhepause. Nach ein bis zwei Tagen kann ein Juckreiz auftreten. Durch die Blutegel-Therapie kann das Gelenk bis zu neun Monate schmerzfrei sein. In einer Studie aus dem Jahr 2003 wurde von Andreas Michalsen nachgewiesen, dass eine Blutegel-Therapie bei Kniegelenkarthrose die Schmerzen besser lindert als Diclofenac oder andere NSAR.

Orthomolekulare Therapie

Einige Erkrankungen erfordern eine erhöhte Zufuhr an Mikronährstoffen wie Vitaminen, Spurenelementen und sekundären Pflanzenstoffen. Allein mit einer gesunden Mischkost kann dieser erhöhte Bedarf nicht gedeckt werden: Nach der Grundidee des „Orthomolekularen Prinzips“ des Biochemikers Linus Pauling kann die Zuführung von Mikronährstoffen den Verlauf von Krankheiten positiv beeinflussen und auf diese Weise die Gesundheit fördern. Die Empfehlungen der Orthomolekularen Therapie basieren auf der Annahme, dass komplexe Stoffwechselvorgänge nur dann optimal ablaufen, wenn alle lebensnotwendigen Mikronährstoffe in ausreichender Menge verfügbar sind.

In der Orthomolekularen Therapie werden die Mikronährstoffe in den jeweils notwendigen Mengen gegeben. Wichtig ist, dass Kombinationen der Mikronährstoffe verabreicht werden. Denn die einzelnen Mikronährstoffe arbeiten als Bestandteile von Enzymen etc. immer zusammen. Laut Orthomolekularmedizin kann mit Vitaminen, essentiellen Fettsäuren, sekundären Pflanzenstoffen, Mineralstoffen, Spurenelementen und Aminosäuren in unterschiedlichen Zusammensetzungen der Verlauf von Arthrose, Rheuma, Osteoporose, Stress und vielen anderen Krankheiten positiv beeinflusst werden.

!

In der Orthomolekularmedizin werden Kombinationen von Mikronährstoffen verabreicht.

Die Orthomolekulare Therapie bietet auch ein Gelenkkonzept. Es basiert auf drei Säulen:

- Mikronährstoffe für Knorpelbausteine wie Hyaluronsäure, Glukosamin, Chondroitin und Kollagenhydrolysat (siehe S. 76 f.)
- Omega-3-Fettsäuren und Antioxidanzien für die Reduktion entzündlicher Prozesse
- N-Acetylcystein und den Vitaminen B6, D und K für die Unterstützung des Knorpel- und Knochenstoffwechsels

Sie sollen die für den Knorpel wichtigen Aminosäuren Lysin, Prolin und Hydroxyprolin im richtigen Mengenverhältnis gewährleisten, antientzündliche Prozesse verstärken, den Knochenaufbau stimulieren sowie den Energiestoffwechsel von Knochen und Knorpel unterstützen.

Hausmittel

Arthrose bzw. Schmerzen in Knie, Hüfte, Schultern und so weiter kannten schon unsere Großeltern. Jedoch gab es damals keine modernen Schmerzmittel, auch kannte man keine alternativen Heilmethoden wie die TCM. Deshalb behalfen sich die Menschen damals mit durchaus wirksamen Hausmitteln. Diese erleben heute eine Renaissance, denn ihre schmerzlindernde Wirkung wurde wiederentdeckt. Hier einige Beispiele.

Quarkwickel

Zutaten:

- Magerquark, je nach Gelenkgröße
- 1 TL Olivenöl

Anwendung:

- Beides gut miteinander verrühren und die Masse in den Kühlschrank stellen.
- Die gut gekühlte Quarkmasse etwa 1 cm dick auf das betroffene Gelenk auftragen, dann mit einem Wolltuch abdecken und rund 20 Minuten wirken lassen.
- Mehrmals täglich wiederholen.

Der Quark zieht die Hitze aus dem Gelenk.

Kohlwickel

Zutaten:

- 1 Weißkohl

Anwendung:

- Die Blätter vom Stamm befreien.
- Die Blätter mit einem Nudelholz oder einer Flasche walken, bis Saft austritt.

- Mehrere Lagen der Blätter auf das betroffene Gelenk legen, mit einem Baumwolllappen abdecken, mit einer Binde fixieren und mindestens zwei Stunden wirken lassen.

Wie der Quarkwickel zieht auch der Kohlwickel die Hitze aus dem erkrankten Gelenk.

Ackerschachtelhalm-Tee

Zutaten:

- 1 TL getrocknetes und klein geschnittenes Ackerschachtelhalmkraut
- 1 Tasse Wasser

Anwendung:

- Das Kraut mit dem Wasser übergießen und langsam zum Kochen bringen.
- Etwa 15 Minuten köcheln lassen und abseihen.

Bei Arthrose empfiehlt es sich, zwei Liter des Tees täglich zu trinken. Durch das Kochen lösen sich die gesunden Inhaltsstoffe aus dem Kraut. Ackerschachtelhalm enthält sehr viel Kieselsäure und wertvolle Mineralien wie Kalium, Kalzium, Magnesium, Aluminium, Eisen und Mangan.

Essigwickel

Zutaten:

- Haushaltsessig
- Wasser

Anwendung:

- ⅓ Haushaltsessig und ⅔ Leitungswasser mischen.
- Ein sauberes Tuch mit dem Essigwasser tränken und auf das schmerzende Gelenk legen.

- Mit einem trockenen Tuch und einem Baumwolltuch abdecken und mindestens zwei Stunden einwirken lassen.
  Der Essigwickel zieht die Entzündung aus dem Gelenk.

Heilerdewickel

Zutaten:

- Heilerde
- Essigwasser

Anwendung:

- Einen streichfähigen Brei aus Heilerde und Essigwasser anrühren.
- Den Brei fingerdick auf das betroffene Gelenk auftragen, mit einem feuchten Tuch abdecken, mindestens ein trockenes Tuch mit Sicherheitsnadeln befestigen.
- Wenn die Heilerde trocken und bröckelig ist, den Wickel entfernen.

Beim Trocknen der Heilerde lindern die in der Heilerde enthaltenen Mineralstoffe und Spurenelemente die Schmerzen und stärken die Durchblutung.

Bockshornkleewickel

Zutaten:

- 5 EL Bockshornkleepulver (aus der Apotheke oder im Gewürzregal im Supermarkt)
- warmes Wasser

Anwendung:

- Ein wenig warmes Wasser mit 5 EL Bockshornkleepulver zu einem Brei verrühren.
- Ein Tuch mit der Masse bestreichen und mit der unbestrichenen Seite auf das schmerzende Gelenk legen.

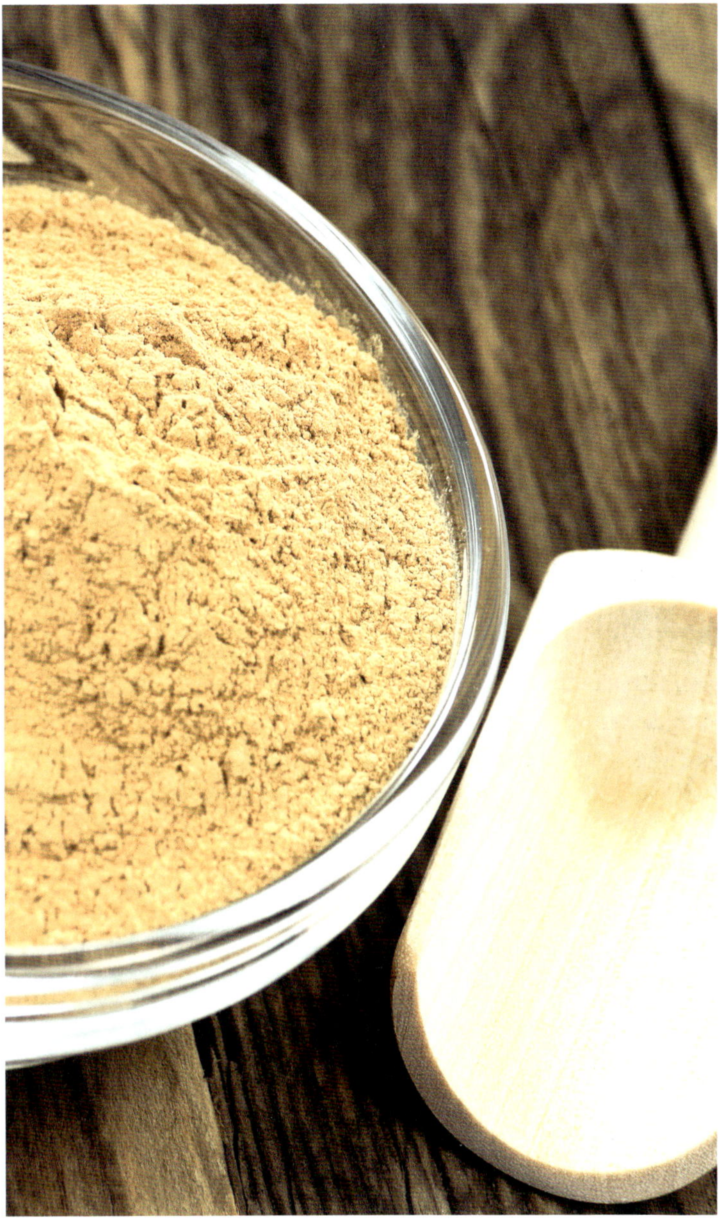

Heilerde wirkt unter anderem durchblutungsfördernd.

- Fest mit einem weiteren Baumwolltuch umwickeln.
- Mindestens eine Stunde einwirken lassen.

Der Bockshornkleewickel wirkt entspannend, entkrampfend und schmerzlindernd.

Kartoffelwickel

Zutaten:

- 5 Kartoffeln

Anwendung:

- Kartoffeln in der Schale kochen.
- In ein Leinensäckchen füllen und zerdrücken.
- Das Leinensäckchen vorsichtig – heiß! – auf das schmerzende Gelenk legen.
- So lange einwirken lassen, bis die Kartoffeln kalt sind.

Der Kartoffelwickel lindert Schmerzen und erwärmt intensiv. Deswegen darf er nicht bei einer aktivierten Arthrose angewendet werden.

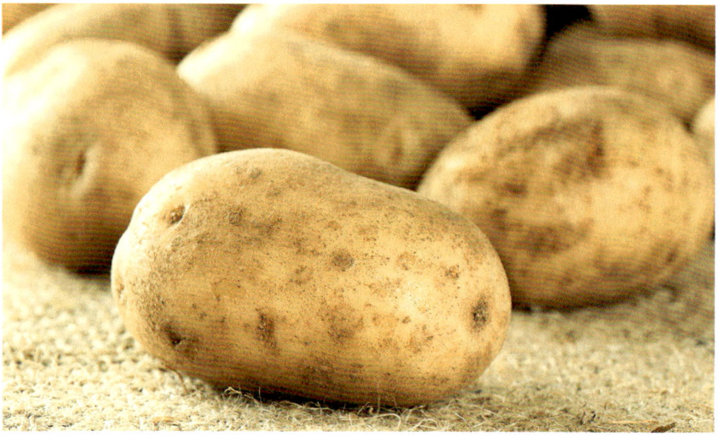

Kartoffelwickel erwärmen intensiv.

Bitte beachten!
Kalte Wickel werden angelegt, wenn Wärme entzogen werden soll. Sie werden bei entzündeten Gelenken angewendet. **Warme Wickel** hingegen lindern Schmerzen.

Senfpflaster

Zutaten:

- 3 EL schwarze Senfkörner
- 500 ml lauwarmes Wasser
- 1 Stücke Gazeverband aus Leinwand- oder Baumwollbindung

Anwendung:

- Die Senfkörner fein zermahlen.
- Mit dem Wasser vermischen und fünf bis zehn Minuten ziehen lassen.
- Gazeverband mit dem Senfwasser tränken und um das Gelenk binden.
- Mit einem Wolltuch abdecken und zehn bis 15 Minuten wirken lassen.
- Das Pflaster entfernen und gut abspülen.

Das Senfpflaster wirkt entzündungshemmend und schmerzlindernd.

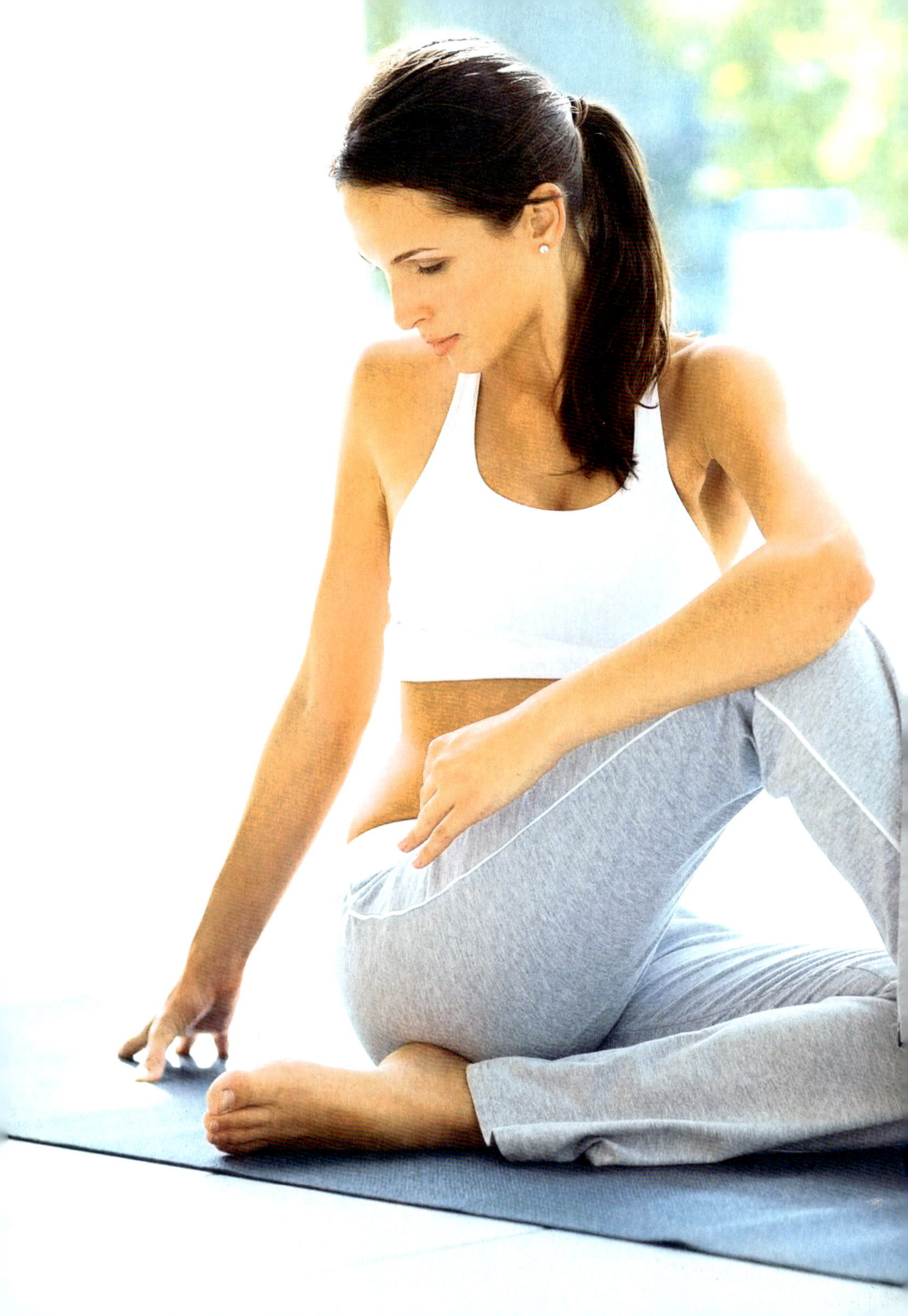

SO KÖNNEN SIE EINER ARTHROSE VORBEUGEN

Um eine Arthrose gar nicht erst entstehen zu lassen, um zu verhindern, dass weitere Gelenke betroffen werden, und um das Fortschreiten der Erkrankung zu verlangsamen, können Sie aktiv etwas tun. Ziel der Arthrose-Prävention ist es, die Widerstandsfähigkeit des Knorpels zu erhöhen, Reparaturprozesse zu unterstützen, Entzündungen zu beseitigen und optimale Bedingungen für das Knorpelwachstum zu schaffen. Alle Maßnahmen auf einen Blick finden Sie in diesem Kapitel zusammengefasst.

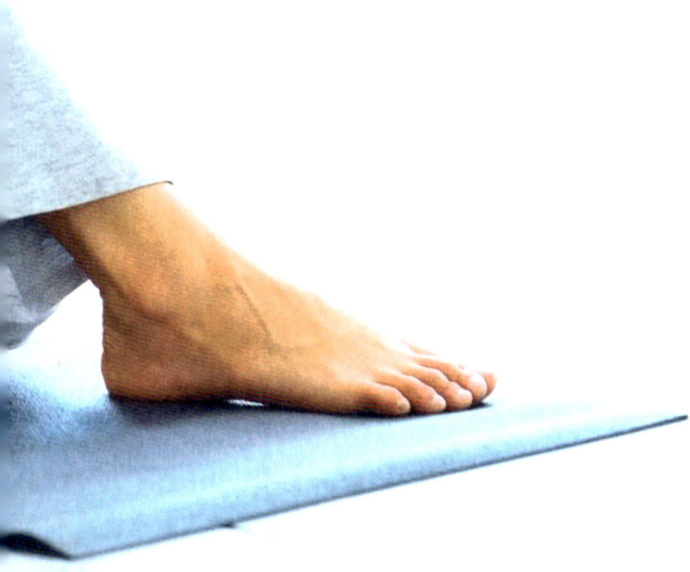

Gesunder Lebensstil

Eine Arthrose entwickelt sich meist über mehrere Jahre und ist oft Folge eines ungesunden Lebensstils. Fest steht zwar, dass auch ein gesunder Lebensstil nicht alle Krankheiten verhindern kann. Doch häufig können schon kleine Veränderungen zu großen Effekten führen. Den meisten Menschen fällt es allerdings sehr schwer, die seit vielen Jahren geliebten Gewohnheiten abzulegen und durch gesunde Maßnahmen zu ersetzen. Hier helfen nur Selbstdisziplin und Entschlossenheit. Sie werden sehen, dass Ihnen der neue Lebensstil bald zur Gewohnheit wird. Gesunde Ernährung, Reduktion von Übergewicht, mehr körperliche Aktivität, Entspannung, weniger Alkohol und Nikotin sind machbar!

!

Ein gesunder Lebensstil wird Ihnen bald zur Gewohnheit werden.

Tipps für den Lebensstil

- Wechseln Sie mehrmals täglich die Arbeitsposition, arbeiten Sie beispielsweise ab und zu am Stehpult.
- Telefonieren Sie im Stehen.
- Machen Sie mehrmals täglich Dehnübungen, um einer Verkürzung der Sehnen vorzubeugen; strecken Sie beispielsweise die Arme nach vorne und hinten.
- Nehmen Sie statt des Aufzugs besser die Treppen.
- Tragen Sie passende und bequeme Schuhe.
- Tragen Sie keine schweren Lasten.
- Achten Sie auf Ihr Gewicht und bauen Sie Übergewicht ab.
- Pflegen Sie regelmäßige und gelenkschonende Bewegung, beispielsweise tägliche Spaziergänge, Radtouren oder Schwimmen.
- Meiden Sie Kälte und Feuchtigkeit.
- Vermeiden Sie Stress.
- Erlernen Sie eine Entspannungstechnik wie Yoga oder Meditation.

Gesunde Ernährung

Nicht nur zur Arthrose-Prävention, sondern allgemein ist eine ausgewogene Ernährung für jeden Menschen von Vorteil. Eine solche Ernährung sollte aus viel Obst und Gemüse für die ausreichende Versorgung mit Vitaminen und Spurenelementen, Vollkornprodukten für die Versorgung mit Ballaststoffen, Magermilchprodukten sowie Fisch – er liefert die gesunden Omega-3-Fettsäuren – bestehen. Fleisch hingegen sollten Sie nicht mehr so oft auf den Speiseplan setzen. Wichtig ist es auch, viel zu trinken, am besten Mineralwasser oder Früchte- und Kräutertees. 2,5 Liter täglich dürfen es schon sein! Übrigens: Alkohol, Zigaretten und Koffein sind keine Bestandteile einer ausgewogenen und gesunden Ernährungsweise.

!

Trinken Sie viel, mindestens 2,5 Liter täglich.

Wählen Sie bei vorhandenem Übergewicht eine kalorienreduzierte Ernährung, aber übertreiben Sie es nicht. Radikales Fasten führt zwar zu einem anfänglich drastischen Gewichtsverlust, doch dies ist nur von kurzer Dauer.

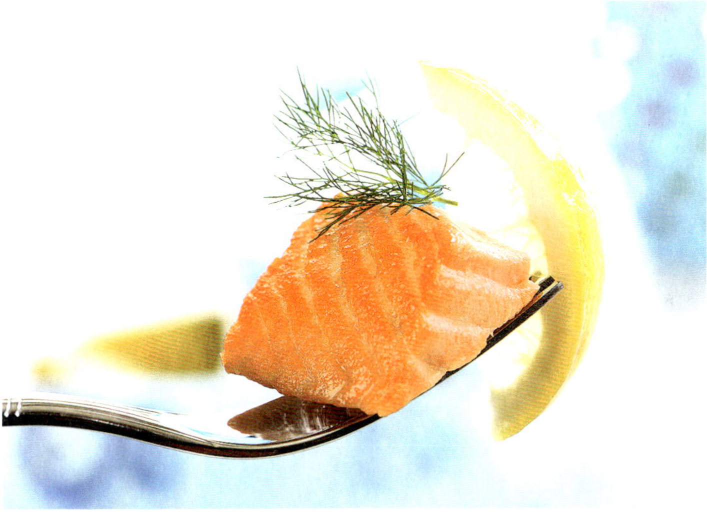

Fettreiche Fische enthalten Omega-3-Fettsäuren, die Entzündungsprozessen entgegenwirken.

Tipps für die Ernährung

- Essen Sie zweimal wöchentlich Fleisch (Geflügel, Rind).
- Essen Sie dreimal pro Woche fettreichen Fisch, z. B. Barsch, Kabeljau, Forelle, Heilbutt, Tintenfisch, Austern.
- Trinken Sie täglich zwei bis drei Liter Flüssigkeit (am besten kalziumreiches Mineralwasser oder Früchte- und Kräutertees).
- Nehmen Sie täglich komplexe Kohlenhydrate aus Getreide (am besten Dinkel) oder Kartoffeln zu sich.
- Achten Sie auf den Verzehr fettarmer Milchprodukte (Magermilch, Magerquark, Magerjoghurt, magerer Käse).
- Benutzen Sie täglich hochwertige kaltgepresste Pflanzenöle (beispielsweise Oliven-, Raps-, Erdnuss-, Sesam-, Walnuss-, Distel- oder Sonnenblumenöl).
- Essen Sie dreimal täglich Obst und Gemüse.

Was Sie meiden sollten:

- Alkohol
- tierisches Fett
- gesättigte und gehärtete Fette wie Butter, Sahne, Vollfettkäse, Eigelb, Nüsse, fetten Fisch (z. B. Aal, Lachs, Hering), Margarine, Kokosfett
- Schweinefleisch
- Rindfleisch mehr als zweimal wöchentlich
- Wurst aus Schweinefleisch
- zu viel Zitrusfrüchte
- Spargel
- roten Pfeffer
- Kaffee
- schwarzen Tee
- Zucker und Süßigkeiten

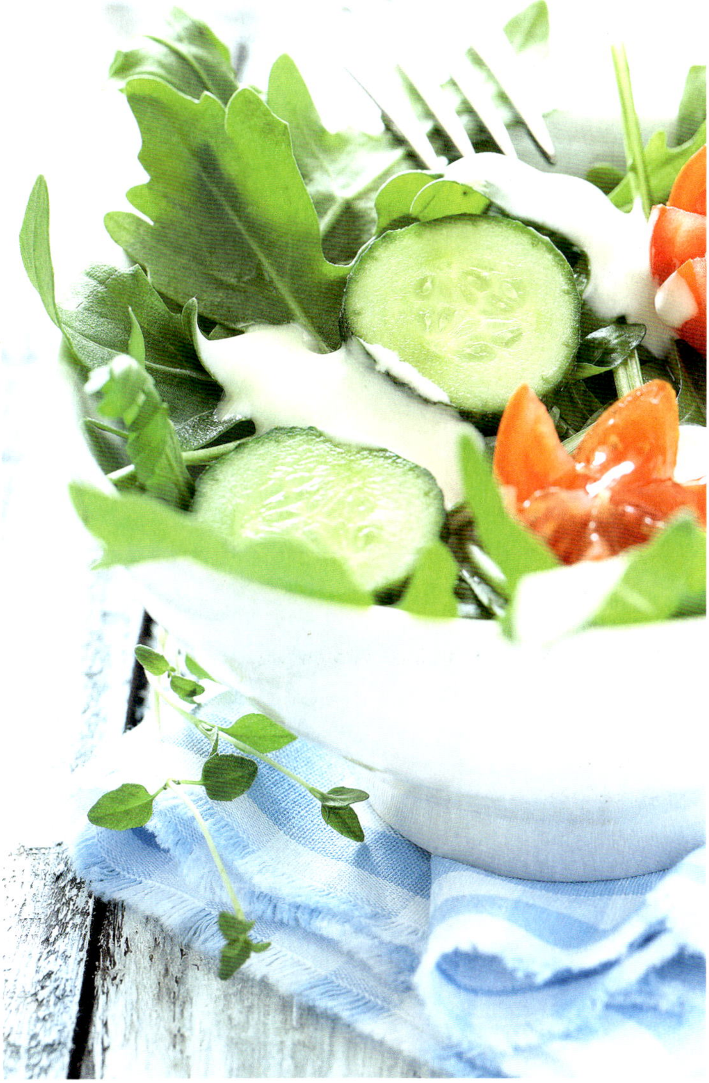

Arthrosepatienten profitieren von hochwertigen Pflanzenölen.

Viel Bewegung

!

Regelmäßige Bewegung und Sport unterstützen den Gelenkstoffwechsel.

Körperliche Aktivität – natürlich in einem gesunden Maß – ist die dritte Säule der Arthrose-Prävention. Regelmäßige Bewegung und Sport stärken Muskeln und Sehnen, unterstützen den Gelenkstoffwechsel, Muskelkraft wird aufgebaut. Das entlastet geschädigte Knochen- und Knorpelpartien. Schon zweimal in der Woche eine Stunde Spazierengehen reicht aus.

Wenn Sie mehr tun möchten, spricht nichts dagegen, aber treffen Sie eine kluge Wahl. Abzuraten ist grundsätzlich von Sportarten, die die Gelenke sehr stark strapazieren, wie Fußball und Abfahrtski. Dagegen eignen sich Skilanglauf, Radfahren, Nordic Walking und Schwimmen sehr gut.

!

Wählen Sie die für Sie geeignete Sportart.

Entscheidend ist aber auch die richtige Körperhaltung. Hauptsächlich zu sitzen erhöht das Arthrose-Risiko erheblich. Dies lässt sich anhand des Kniegelenks sehr gut erklären: Während des Sitzens ist das Knie gebeugt, die Kniescheibe wird dabei eng auf das Kniegelenk gedrückt. Dieser andauernde Druck führt im Lauf der Zeit bei den beteiligten Gelenkflächen zu einer Unterversorgung mit Nährstoffen. Abhilfe kann hier schon eine Fußbank unter dem Schreibtisch sein, die das Ausstrecken der Beine erlaubt.

Beim Sitzen sollten Sie die Wirbelsäule aufrecht halten, die Beine gehören auf den Boden. Vermeiden Sie zu tiefe und zu weiche Sitzmöbel, denn das Aufstehen fällt hier besonders schwer. Generell sollten Sie auf schonende Bewegungen achten. Verteilen Sie beim Tragen das Gewicht gleichmäßig auf beide Körperseiten. Wenn Sie sich bücken, empfiehlt es sich, in einer leichten Schrittstellung und mit geradem Rücken in die Hocke zu gehen. Beim Aufstehen können Sie sich auf den Oberschenkeln abstützen.

Tipps für die Bewegung

- Achten Sie auf eine richtige Lauftechnik und muten Sie sich nicht zu viel zu. Steigern Sie sich lieber langsam!
- Tragen Sie beim Joggen oder Walken passendes Schuhwerk.
- Stellen Sie vom alpinen Skilauf auf Skilanglauf um.
- Gut geeignet sind Gymnastik, Schwimmen (Wassertemperaturen 26–28 Grad Celsius), Radfahren und Nordic Walking.
- Machen Sie keine Kampfsportarten oder Leistungssport.
- Stellen Sie bei Fahrrad, Ergometer oder Heimtrainer immer die richtige Höhe ein.

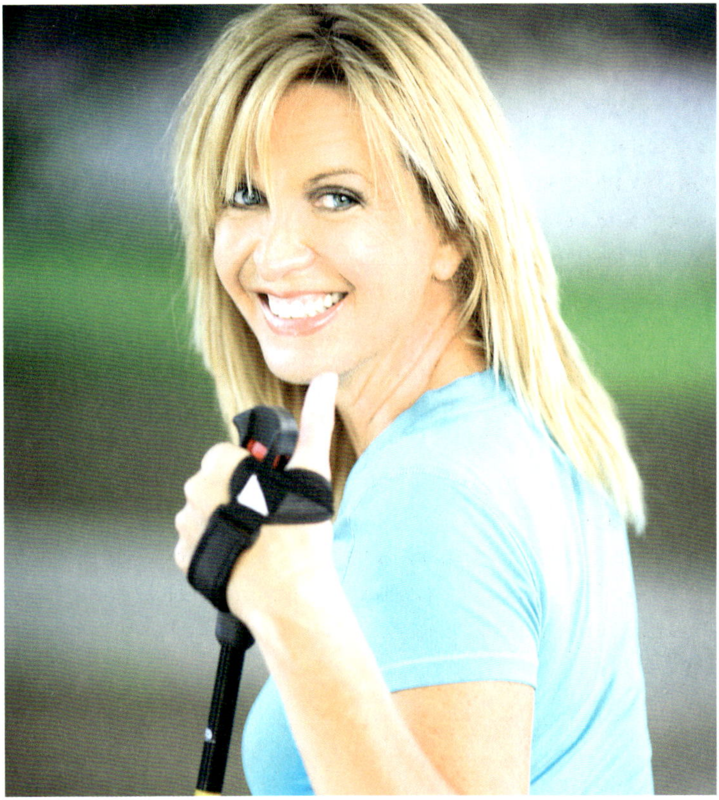

Suchen Sie sich eine Sportart aus, die Ihnen Spaß macht!

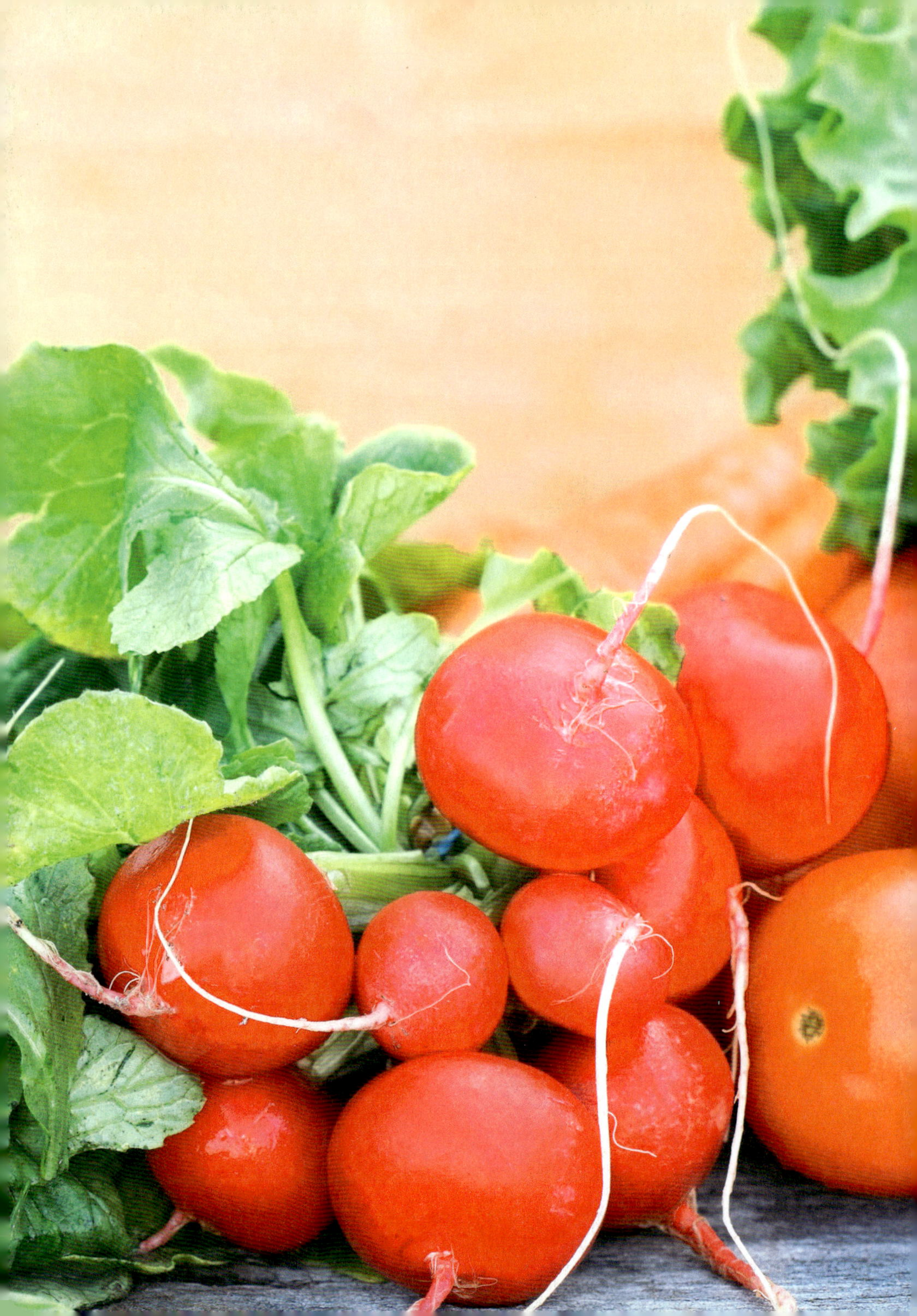

GESUNDE REZEPTE

Auch bei einer Arthrose brauchen Sie beim Essen nicht auf Genuss zu verzichten. Im Folgenden finden Sie schmackhafte Gerichte für jeden Tag mit Zutaten, die Arthrose-Beschwerden lindern und für einen abwechslungsreichen und gesunden Speiseplan sorgen.

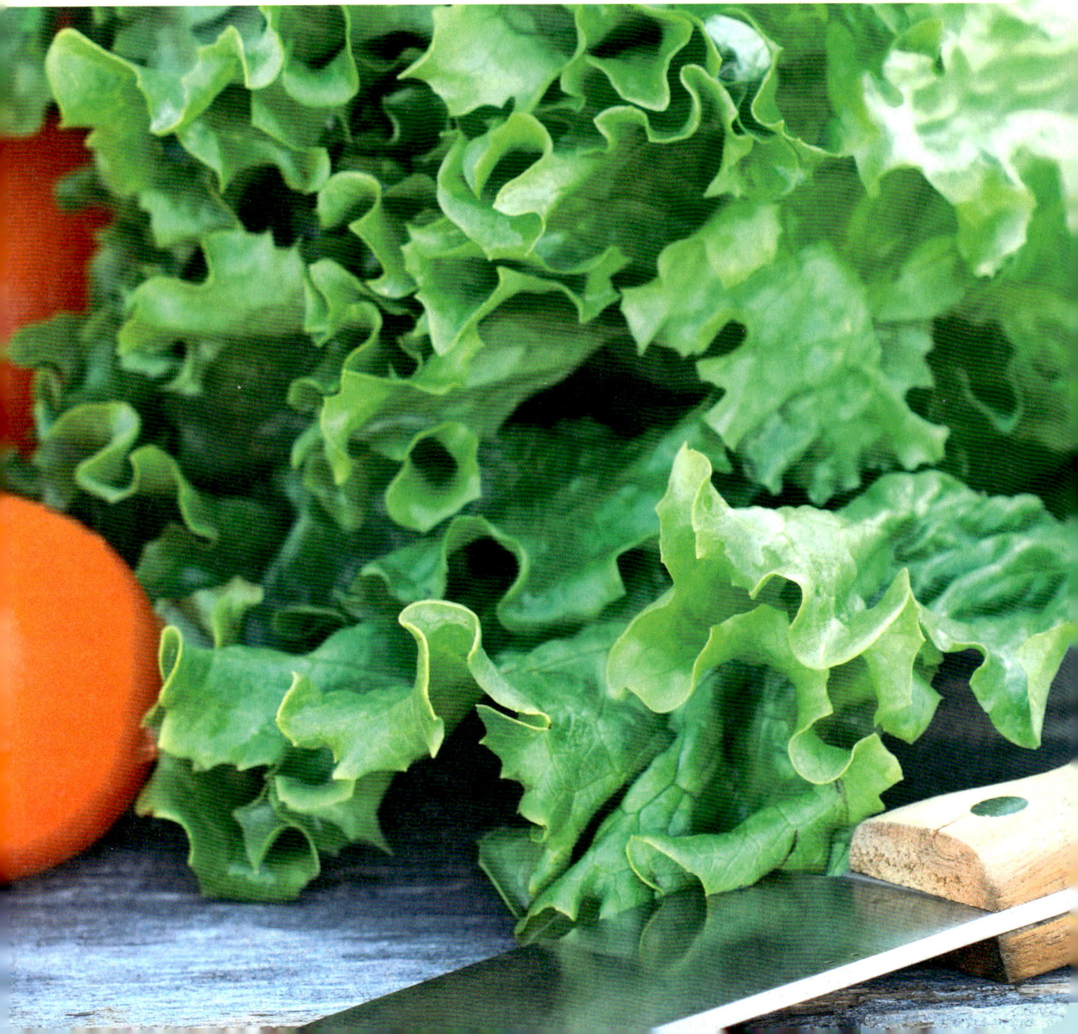

Bunte Gemüsenudeln

Zutaten für 4 Personen

6 kleine Karotten

2 kleine Zucchini

2 Stangen Lauch

400 g Linguine-Vollkornnudeln

4 EL Olivenöl

Salz

Pfeffer

250 ml Gemüsebrühe (instant)

300 ml Sojacreme

2 Prisen Safranfäden

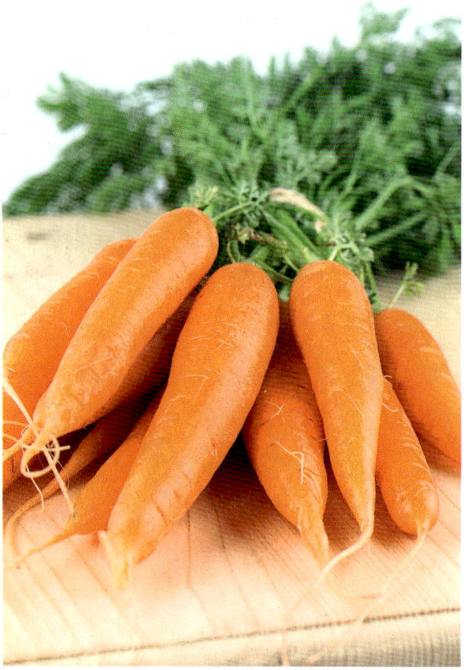

Zubereitung

1. Karotten schälen und putzen. Zucchini waschen, trocken reiben und putzen. Beide Gemüse längs in dünne Streifen schneiden.
2. Lauch putzen, längs halbieren, waschen und die einzelnen Blätter voneinander trennen.
3. Die Nudeln nach Packungsanleitung in reichlich kochendem Salzwasser bissfest garen.
4. Inzwischen Öl in einer Pfanne erhitzen. Möhren und Zucchini darin bei mittlerer Hitze eine Minute unter Rühren andünsten. Den Lauch dazugeben und eine weitere Minute dünsten.
5. Alles mit Salz und Pfeffer würzen. Gemüsebrühe, Sojacreme und die Safranfäden dazugeben und aufkochen. Alles bei mittlerer Hitze zwei bis drei Minuten cremig einkochen lassen.
6. Die gekochten Nudeln abgießen, gut abtropfen lassen und in die Pfanne geben. Anschließend die Nudeln mit den Gemüsen mischen und erneut würzen. Auf Tellern servieren.

Naturreispfanne

Zutaten für 4 Personen

4 Hähnchenbrustfilets
2 EL Rapsöl
2 TL Currypulver
1 frische Ananas
2 rote Paprika
2 Stangen Lauch
1 Stück Ingwer
2 Knoblauchzehen
400 g gekochter Naturreis
Salz
Pfeffer
2 EL Sambal Oelek (Chili-Würze)

Zubereitung

1. Die Hähnchenfilets waschen, trocken tupfen und in sehr feine Streifen schneiden. Diese in einer Schüssel mit Öl und Currypulver mischen.
2. Ananas schälen und den Strunk entfernen. Das Ananasfruchtfleisch in 1 cm große Würfel schneiden. Die Paprikaschote vierteln, entkernen, waschen und in 1 cm große Würfel schneiden.
3. Lauch putzen, längs halbieren und waschen. Das Weiße und Hellgrüne quer in nicht zu dünne Ringe schneiden. Den Ingwer schälen und fein reiben. Knoblauch schälen und fein hacken.
4. Eine beschichtete Pfanne erhitzen und die Ananaswürfel darin bei sehr starker Hitze ohne Fett kurz anbraten, herausnehmen und beiseite legen. Pfanne auswischen. Hähnchenstreifen unter Rühren in der ausgewischten Pfanne kurz scharf anbraten.
5. Lauchringe und Paprikawürfel dazugeben und eine Minute weiterbraten. Ingwer und Knoblauch in die Pfanne geben, weitere 20 Sekunden unter Rühren braten. Die Ananas und den Reis in die Pfanne geben und unter Rühren vier bis fünf Minuten erhitzen.
6. Alles mit Salz und Pfeffer würzen. Die Reispfanne kann mit Sambal Oelek serviert werden.

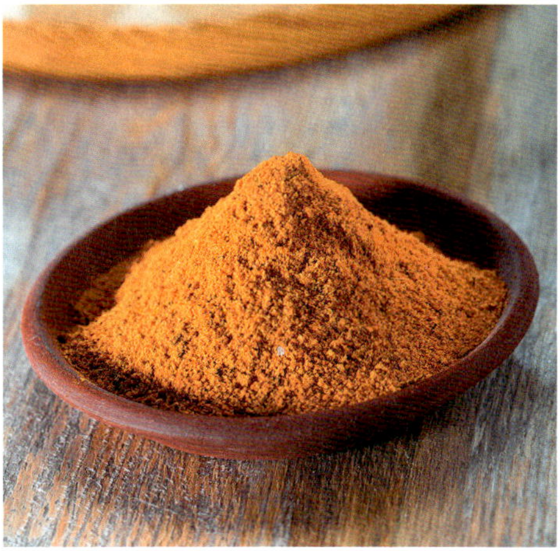

Gegrillte Lachsspieße

Zutaten für 4 Personen

4 Tomaten
2 Frühlingszwiebeln
1 Fenchelknolle
1 rote Chilischote
3 Stiele Koriander
1 Limette
3 EL Olivenöl
Salz
Zucker
400 g Lachsfilet ohne Haut
1 getrocknete Chilischote
Pfeffer

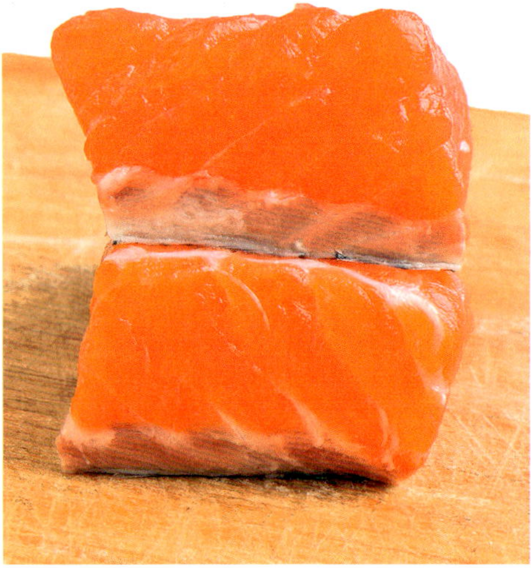

Zubereitung

1. Tomaten waschen, vierteln und entkernen, dabei die Stielansätze entfernen und das Fruchtfleisch in 1 cm große Würfel schneiden.
2. Frühlingszwiebeln waschen, putzen und in ½ cm dicke Ringe schneiden. Fenchel waschen, halbieren, Strunk entfernen und die Knolle fein würfeln.
3. Die frische Chilischote längs halbieren, entkernen, waschen und fein hacken. Koriander waschen, trocken schütteln und die Blättchen hacken. Limette auspressen.
4. Kleingeschnittene Zutaten mit je einem Esslöffel Limettensaft und Öl mischen und mit Salz und einer Prise Zucker würzen. Vor dem Servieren kalt stellen und mindestens 30 Minuten ziehen lassen.
5. Das Lachsfilet in zwölf gleich große Würfel schneiden. Die getrocknete Chilischote zerbröseln, mit Pfeffer und dem restlichem Öl mischen und über den Lachs geben. 15 Minuten marinieren.
6. Lachswürfel leicht salzen und auf vier Holzspieße stecken.
7. Eine Grillpfanne erhitzen und die Spieße darin rundherum vier bis fünf Minuten grillen. Die Lachsspieße auf Teller geben und servieren.

Dorade im Gemüsebett

Zutaten für 4 Personen

4 kleine Doraden, küchenfertig (à ca. 350 g)

frischer Thymian

frischer Dill

frischer Petersilie

4 Karotten

8 Tomaten

2 Stangen Lauch oder Frühlingszwiebeln

1 Sellerie

4 Bratschläuche

Salz

Pfeffer

200 ml Gemüsebrühe

Petersilie zum Garnieren

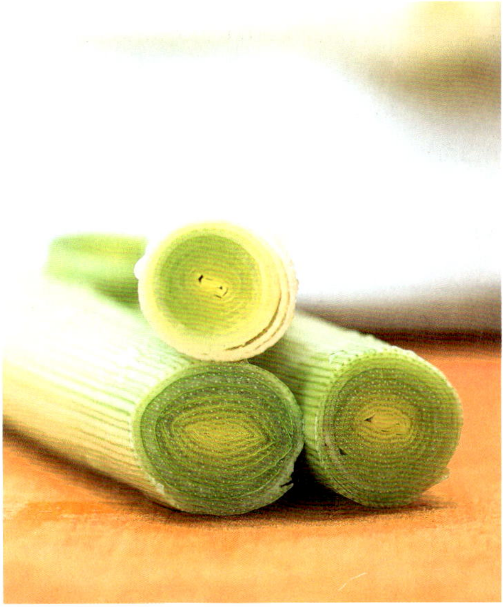

Zubereitung

1. Zuerst die Doraden kalt abspülen. Kräuter kurz waschen und in den trocken getupften Fischbauch geben.
2. Die Karotten waschen, schälen und in Stifte schneiden. Die Tomaten überbrühen, häuten und achteln. Lauch waschen, putzen und schräg in 2–3 cm lange Streifen schneiden. Sellerie schälen, putzen, waschen und in Stifte schneiden.
3. Das Gemüse auf vier Bratschläuche verteilen.
4. Die Doraden mit Jodsalz und Pfeffer würzen und auf das Gemüse legen. Mit Brühe begießen, Bratschläuche schließen, oben einmal einstechen und auf den Backofenrost legen. Bei 180 Grad Celsius etwa 20–30 Minuten garen.
5. Bratschläuche öffnen und die Gemüsefische auf vorgewärmte Teller geben. Mit gehackter Petersilie bestreuen.

Hühnersuppe nach Großmutters Art

Zutaten für 4 Personen

1 Hähnchen
3 Zwiebeln
2 Lorbeerblätter
12 schwarze Pfefferkörner
Salz
½ Sellerie
3 große Karotten
1 Stange Lauch
2 Pastinaken
3 Petersilienwurzeln
175 g Vollkorn-Suppennudeln

Zubereitung

1. Hähnchen waschen, in einen Topf geben und mit drei Liter Wasser bedeckt zum Kochen bringen. Den nach oben steigenden Schaum mit einer Schaumkelle entfernen.
2. Die Zwiebeln ungeschält halbieren und in einer Pfanne auf den Schnittflächen bei starker Hitze ohne Fett kräftig rösten. Die Zwiebeln mit Lorbeerblättern, Pfefferkörnern und etwas Salz in die abgeschäumte Brühe geben, 15 Minuten bei kleiner Hitze köcheln lassen und dabei wenn nötig abschäumen.
3. Die Hälfte des Selleries schälen und putzen, dann grob würfeln. Die Karotten schälen, putzen und grob würfeln und ebenfalls die Hälfte vom Lauch putzen, waschen und grob würfeln.
4. Gemüse in den Topf geben und bei mittlerer Hitze offen anderthalb Stunden kochen lassen.
5. Restlichen Sellerie, restliche Möhren, die Pastinaken, Petersilienwurzeln und den restlichen Lauch putzen und schälen. Alles in 2 cm große Würfel bzw. Scheiben schneiden.
6. Huhn aus der Suppe nehmen, die Haut entfernen und das Fleisch von den Knochen lösen. Das Fleisch in 2 cm große Würfel schneiden und beiseitelegen.
7. Die Hühnersuppe durch ein Sieb in einen zweiten Topf gießen, das gewürfelte Gemüse darin bei mittlerer Hitze zehn bis 15 Minuten kochen.
8. Die Nudeln in Salzwasser kochen, abgießen, kurz unter fließendes, kaltes Wasser halten, dann zusammen mit dem Fleisch zur Hühnersuppe geben und noch einmal kurz erhitzen.

Asiatische Kohlsuppe

Zutaten für 4 Personen

600 g Spitzkohl
4 Stiele Koriander
2 Zwiebeln
2 Knoblauchzehen
2 rote Chilischoten
1 große Dose Bambussprösslinge
2 Stück Ingwerwurzel
2 EL Rapsöl
200 Champignons
1200 ml Gemüsebrühe (instant)
350 g Tofu
4 EL Rotweinessig
Salz
Pfeffer

Zubereitung

1. Den Kohl putzen, waschen und in feine Streifen schneiden. Den Koriander waschen und trocken schütteln. Die Zwiebel und den Knoblauch häuten und in Streifen schneiden bzw. hacken. Die Chilischoten putzen, waschen und in Ringe schneiden.
2. Die Bambussprösslinge in einem Sieb abtropfen lassen und klein schneiden. Den Ingwer schälen und in feine Streifen schneiden.
3. Das Öl in einem Topf erhitzen. Zwiebeln, Ingwer und Knoblauch darin drei Minuten andünsten, Kohl und Chili zugeben und zwei Minuten mitdünsten.
4. Die Pilze putzen, in Scheiben schneiden und in den Topf geben. Die Brühe und den Koriander hinzufügen und alles 15 Minuten köcheln lassen.
5. Den Tofu würfeln und nach 15 Minuten mit dem Bambus in die Suppe geben. Weitere fünf Minuten köcheln lassen.
6. Zum Schluss mit Essig, Salz und Pfeffer abschmecken und servieren.

Fruchtiger Blattsalat

Zutaten für 4 Personen

150 ml Orangensaft
1 EL Dijonsenf
2 EL Blasamico
Salz
schwarzer Pfeffer
100 g Himbeeren
4 EL Rapsöl
1 kleiner Römersalat
1 kleiner Radicchio

Zubereitung

1. Orangensaft in einen kleinen Topf geben und bei starker Hitze auf etwa ein Drittel der Menge reduzieren. Den Saft mit dem Senf, Essig, Salz und Pfeffer glattrühren.
2. Himbeeren verlesen, einige schöne Exemplare für die Dekoration zur Seite legen, die anderen zur Sauce geben und etwas zerdrücken.
3. Mit einem Schneebesen verrühren und dann das Rapsöl langsam unterschlagen.
4. Den Römersalat und Radicchio waschen, trocken schleudern und in mundgerechte Stücke schneiden.
5. Alles in einer Schüssel mit der Sauce mischen, mit den restlichen Himbeeren garnieren und servieren.

Radieschensalat

Zutaten für 4 Personen

2 Bund Radieschen
2 EL Weißweinessig
2–4 EL angerührte Gemüsebrühe (instant)
2 TL Rapsöl
4 EL fettarmer Naturjoghurt
Salz
1 kleines Bund Dill

Zubereitung

1. Die Radieschen waschen, putzen und in Scheiben hobeln.
2. Aus Essig, Gemüsebrühe, Öl und Joghurt eine Salatsauce anrühren.
3. Die Sauce mit den Radieschen mischen, mit Salz abschmecken und mit dem gehackten Dill bestreuen.

Bruschetta mit Tomaten und Sardellen

Zutaten für 4 Portionen

3 Sardellenfilets aus dem Glas, abgetropft
2 EL entrahmte Milch
1 große Knoblauchzehe, zerdrückt
1 TL Zitronensaft
4 große Scheiben Weißbrot oder Ciabatta-Brot
8 Tomaten
1 EL Olivenöl
schwarzer Pfeffer
frisches Basilikum zum Garnieren

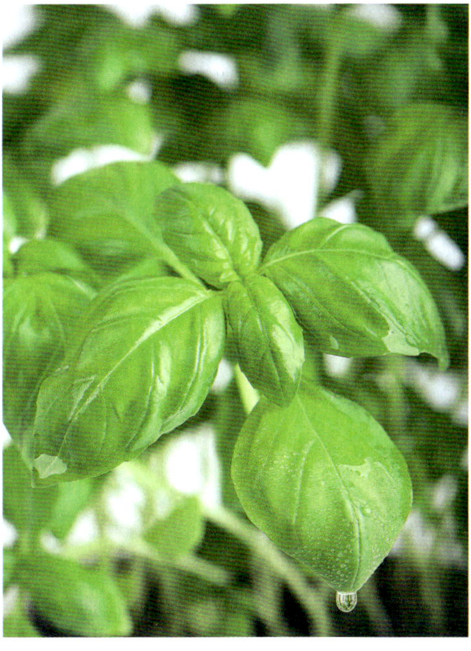

Zubereitung

1. Sardellenfilets in eine Tasse legen, mit Milch übergießen und zehn Minuten stehen lassen. Sardellen abtropfen lassen und mit Küchenpapier trocken tupfen.
2. Fischfilets, Knoblauch und Zitronensaft mit einem Stabmixer oder im Mörser pürieren.
3. Den Grill auf die höchste Stufe erhitzen. Brotscheiben auf beiden Seiten grillen und anschließend auf einer Seite dünn mit etwa einem Viertel der Paste bestreichen.
4. Die Tomaten in Scheiben schneiden und die Tomatenscheiben auf der Sardellenpaste verteilen. Mit wenig Olivenöl beträufeln und mit schwarzem Pfeffer bestreuen. Die Bruschetta ein bis zwei Minuten unter den Grill stellen, damit die Tomaten weich werden.
5. Mit frischem Basilikum bestreuen und sofort servieren.

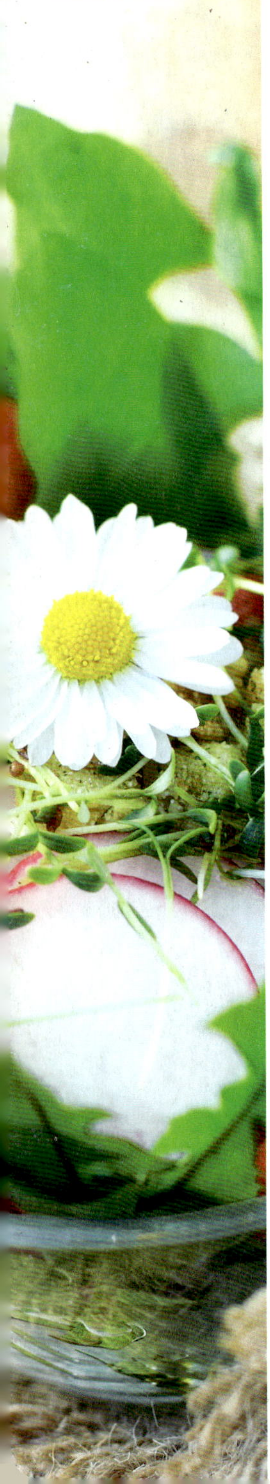

Bibliografische Information der Deutschen Nationalbibliothek
Die Deutsche Nationalbibliothek verzeichnet diese Publikation in der deutschen Nationalbibliografie; detaillierte bibliografische Daten sind im Internet über http://dnb.ddb.de/ abrufbar.

ISBN 978-3-89993-854-8 (Print)
ISBN 978-3-8426-8540-6 (PDF)

Fotos:
Titelfoto: gettyimages – FoodPhotography Eising
123rf.com: Magdalena Kucova: 2/5; Yana Gayvoronskaya: 6/7; Corinna Gissemann: 8/9; Dmitriy Shironosov: 17; maridav: 22; Heike Rau: 26; kzenon: 51; Wavebreak Media Ltd: 54/55; Monika Wisniewska: 117; santje09: 122; santje09: 123; Brent HOfacker: 124; Yuri Arcurs: 126/127; Peter Atkins: 133; Stephanie Frey: 134/135; Ingridhs: 136; Elena Moiseeva: 137; Joerg Beuge: 138; Alfred Nesswetha: 139; Sabina Schaaf: 143
Fotolia.com: JPC-PROD: 10/11; margo555: 24/25; WavebreakMediaMicro: 49; kreativwerden: 112; Cogipix: 131; Hetizia: 144
iStockphoto.com: Santje09
MEV-Verlag, Germany: 129

Hans-Böckler-Allee 7, 30173 Hannover
www.schluetersche.de

Lektorat: Linda Strehl, München
Layout: Groothuis, Lohfert, Consorten, Hamburg
Covergestaltung: Kerker + Baum Büro für Gestaltung, Hannover
Satz: Die Feder, Konzeption vor dem Druck GmbH, Wetzlar
Druck und Bindung: gutenberg beuys feindruckerei GmbH, Langenhagen